Tanya Hodge

心脏外科护理
速查手册 第3版

FAST FACTS FOR THE
CARDIAC SURGERY NURSE
Caring for Cardiac Surgery Patients Third Edition

编　著　〔美〕塔尼亚·霍奇
主　译　郭志鹏　牛筱婷

U0339289

天津出版传媒集团
天津科技翻译出版有限公司

著作权合同登记号:图字:02-2020-363

图书在版编目(CIP)数据

心脏外科护理速查手册 /（美）塔尼亚·霍奇
(Tanya Hodge)编著；郭志鹏，牛筱婷主译. —天津：
天津科技翻译出版有限公司，2024.9. —ISBN 978-7
-5433-4545-4

Ⅰ,R473.6

中国国家版本馆CIP数据核字第20242XU433号

The original English language work:
Fast Facts for the Cardiac Surgery Nurse, third edition
9780826136497
By: Tanya Hodge, MS, RN, CNS, CCRN, CNRN
Springer Publishing Company
New York, NY, USA
Copyright © 2020. All rights reserved.

授权单位:Springer Publishing Company
出　　版:天津科技翻译出版有限公司
出 版 人:方　艳
地　　址:天津市南开区白堤路244号
邮政编码:300192
电　　话:(022)87894896
传　　真:(022)87893237
网　　址:www.tsttpc.com
印　　刷:高教社(天津)印务有限公司
发　　行:全国新华书店
版本记录:880mm×1230mm　32开本　8印张　260千字
　　　　　2024年9月第1版　2024年9月第1次印刷
　　　　　定价:58.00元

译者名单

主　译　郭志鹏　牛筱婷

译　者（按姓氏汉语拼音排序）

郭志鹏　李　欣　牛筱婷　曾志华

中文版前言

　　1944年,吴英恺教授完成我国首例动脉导管未闭结扎手术。从此,中国的心脏外科事业正式启航。可以说,伴随着心脏外科事业的开展,我国的心脏外科护理专业也应运而生。早期的心脏外科护士大多由内外科护士转岗学习培训而来,他们在艰苦的条件下,以无比的热忱投入这一崭新的工作领域,积累了宝贵的临床经验。

　　改革开放后,心脏外科在中国快速发展,心脏外科专科护士队伍也随之壮大。随着医疗技术的进步和护理理念的更新,心脏外科护理取得了巨大的突破。同时,心脏外科护理人员的工作也面临着越来越多的挑战和机遇。随着人口老龄化和心血管疾病患病人数的不断增加,心脏外科手术的数量和复杂度也在迅速增加。这就要求心脏外科护理人员具备更加全面的知识和技能,能够应对各种复杂的情况。为了提高心脏外科护理的质量,我们还需要积极推进护理教育和培训,加强团队协作,提高护理研究的水平。另一方面,我们也发现,在日常护理工作中,心脏外科的护士还没有一本比较权威且便于随身携带、查阅的护理手册。基于上述情况,我们有了翻译这本书的想法。

《心脏外科护理速查手册》的作者 Tanya Hodge 作为一名资深护理人和护理工作的管理者，在心脏外科护理领域深耕多年，有着丰富的临床经验。本书着眼于临床护士在护理心脏外科患者时，最需要了解和掌握的知识与指南，重点关注了各种术后并发症的护理评估与干预措施。这本书出版后在北美深受护理同行喜爱，目前已经出版至第3版。书的篇幅并不算大，可以说是一本真正意义上的"手册"，但却涵盖了成人心脏外科的绝大部分内容，可以为国内的心脏外科护理同行提供有价值的参考。书名中的"信息速查"（Fast facts）也是本书的一大特色：每次介绍完一部分内容后，作者都会用"信息速查"来提示一些重点内容，这些内容言简意赅，往往只是一两句话，却常常起到"画龙点睛"的效果。这本书不仅可以为心脏外科护理工作人员提供日常工作的指导与参考，还可以作为首次接触心脏外科的医生和护士的入门读物。此外，由于中外护理工作存在一定差异，所以本书还可以提供一个与国内日常护理工作不完全相同的视角——不同思维的"碰撞"，将有助于进一步提升我们的护理服务质量。

很多年前，我看到一本叫作《心脏外科护理学》的大部头著作，作者是我国心脏外科的两位前辈郭加强和吴清玉。"医生为什么要写一本护理方面的书？"带着这样的疑问，我翻开了那本书。很快我就发现自己之前的想法有多么幼稚。这本书的内容专业细致，讲解深入浅出，不仅仅适合护理同行阅读，也非常适合心脏外科的医生学习。诚然，在医疗工作中，医生与护士的工作重点不同，关注点也有很大差别，但大家的医疗服务对象是相同的。我们的护理兄弟姐妹，作为心脏外科医生的最亲密战友,时刻牢记自己的职责,在平凡的岗位上辛苦付出,服务每一位心脏病患者,使每一位患者得到了最好的照护。《淮南子》有云:"用众人之力,则无不胜也"。团结协作是这个时代的主题,也是医护人员工作中的制胜法宝。了解"战友"的工作,与"战友"通力合作,无疑会更有益于我们提升医疗服务质量。能为我们的护理同行翻译这本书,我们倍感荣幸!

岂曰无衣?与子同袍!

前　言

　　我创作《心脏外科护理速查手册》一书的目的是为护士在护理心脏手术患者时提供一个整体的概览。大部分时间里，一名护士只负责患者住院治疗过程中的一小部分。虽然我们只是在短时间内照顾这些患者，但了解他们之前和之后发生的事情依然非常重要。这不仅有助于我们为患者及其家属做好准备，并提供最佳的宣教，还可以让我们更加了解患者康复的过程。

　　当我写本书的第 1 版时，我找不到任何涵盖整个治疗过程的资料，只有那些集中在某一部分（例如，ICU 的术后护理）的内容。为此我创作了这本手册，旨在帮助床旁护士们了解全面的知识。在写后续版本的时候，我尽力补充了第 1 版中遗漏的知识，并根据最新的研究和指南对内容进行了更新。希望这本书能帮助您为患者提供优质且富有同情心的护理。

Tanya Hodge

致 谢

如果没有我的家人——我的丈夫 Shad、女儿 Molly 和 Cora 的支持，我不可能完成本书的写作。谢谢你们在我创作期间能容许我不定时消失好几个小时。

目　录

共同交流探讨
提升专业能力

智能阅读向导为您严选以下专属服务

 【推荐书单】　专业好书推荐，
　　　　　　　　助您精进专业知识。

 【读者社群】　与书友分享阅读心得，
　　　　　　　　交流专业知识与经验。

操作步骤指南

微信扫码直接使用资源，无需额外下载任何软件。如需重复使用可再扫码，或将需要多次使用的资源、工具、服务等添加到微信"收藏"功能。

扫码添加
智能阅读向导

第1章

冠心病和瓣膜病的流行病学及手术指征

心脏病是世界上最常见的致死性原因之一。其症状是逐渐加重的,但是很多人也会突然出现严重的症状。护士需要对心脏病的症状和有效的治疗方法有充分的了解,以治疗病情缓慢进展或突发症状的患者。

在本章,你将了解到:

1. 冠心病(CAD)和急性冠状动脉综合征(ACS)的症状

2. CAD患者进行冠状动脉旁路移植术的指征

3. 心脏瓣膜疾病手术的指征

4. 先天性心脏病(CHD)患者的护理要点

冠心病

CAD是世界上最主要的致命疾病之一。据估计,每年仅在美国就有超过78万人患有ACS,其中约70%的患者会出现非ST段抬高的急性冠状动脉综合征(Amsterdam等,2014)。每年有超过36万的美国人死于CAD,在2009年的美国死亡人口中，大约有1/6的人死于CAD（Benjamin 等，2017；Go 等，2013）。如果能够早期识别和治疗CAD，心肌梗死（MI）和心肌缺血造成的长期损害就能够得到有效的预防，或者降低其损伤程度。

冠心病的症状

CAD是一个或多个冠状动脉壁内斑块累积引发的疾病，这些斑块由脂肪物质和炎症细胞组成（图1.1）。随着疾病的进展，这些斑块不断扩大，它们开始削弱动脉壁，并逐渐生长到动脉管腔内。钙质在大的斑块中不断沉积，导致斑块硬化，如果斑块变得足够大就会阻碍血液的正常流动。大多数CAD患者在出现症状之前并不知道自己患有此病。CAD的症状与心肌供血不足（缺血）有关，称为心绞痛症状或心绞痛。传统上，胸痛和胸闷被认为是心绞痛的主要表现，通常伴有辐射到颈部或手臂的疼痛、恶心、出汗，或呼吸急促。现在人们认识到，许多人，尤其是女性、糖尿病患者和老年人可能会出现不典型的症状。这些症状发作时往往不伴有胸痛或胸闷，可能表现为不明原因的虚弱或疲劳、恶心、消化不良、头晕或背痛（Jacobson, Marzlin 和 Webner, 2015）。

稳定型心绞痛是指在体力活动或压力下出现的症状，可随着休息而缓解。一般来说，这些稳定的症状是由冠状动脉壁内动脉粥样硬化斑块的缓慢积聚引起的。随着管腔的变窄，当患者在进行运动或处于其他伴随心率增快的压力状态时，冠状动脉便无法提供足够的血液来满足心肌对氧的需求了。一旦心率减慢（通常在静息状态下），耗氧量减少，症状就会随之消退。如果症状在休息时没有消退，往往预示着CAD

发生了致命性的进展,即ACS。

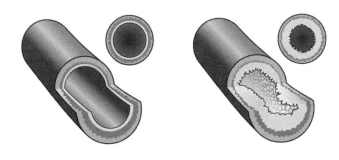

图1.1 动脉粥样硬化:斑块在冠状动脉壁内积聚,也称CAD。

信息速查

> CAD引起的缺血是由供氧量和需氧量之间的不匹配引起的。由此产生的心肌缺血可能会引发多种症状。

急性冠状动脉综合征

CAD通常在ACS发病前几年就已经发生了。炎症过程导致冠状动脉内形成斑块。如框1.1所示,具有某些危险因素的人更容易出现斑块的积聚,尤其是在其合并有严重的潜在疾病或存在一个以上危险因素的情况下。随着病情的发展,斑块可能变得不稳定并容易破裂。如果冠状动脉斑块破裂,斑块中的炎性细胞就会激活血小板,触发凝血级联反应,从而导致动脉中形成血栓。发作的严重程度和受损心肌的数量,取决于血栓的影响范围。

框1.1	冠心病的危险因素

不可改变的危险因素：

- 家族史：一级直系亲属（母亲、父亲、兄弟姐妹）有早发 CAD（男性55岁以下，女性65岁以下）
- 高龄（65岁以上）
- 性别——在女性进入围绝经期之前，男性的风险高于女性

可改变的危险因素：

- 吸烟
- 血脂异常
- 高血压
- 糖尿病
- 腹型肥胖
- 缺乏体力活动
- 每日水果和蔬菜摄入量低
- 过量饮酒
- 心理社会危险因素——压力、抑郁、焦虑、愤怒和敌意

Source：Jacobson, C., Marzlin, K., & Webner, C. (2007). *Cardiovascular nursing practice: A comprehensive resource manual and study guide for clinical nurses.* Burien, WA: American Association of Critical Care Nurses.

ACS是一个疾病谱，包括不稳定型心绞痛（USA）、非ST段抬高型心肌梗死（NSTEMI）和ST段抬高型心肌梗死（STEMI）。USA是由冠状动脉中的血栓引起的，血栓通过人体自身的溶栓系统自行溶解。如果在某一时刻血栓形成，身体无法将其分离，USA就会进展为NSTEMI或STEMI。

> ACS是一种由不稳定冠状动脉粥样硬化斑块破裂导致的突发的危及生命的事件。由此产生的动脉血凝块会导致心肌缺血或梗死，或两者兼而有之，具体情况取决于被阻塞的血流量。

不稳定型心绞痛

当血栓完全或部分阻塞冠状动脉时，会发生不稳定型心绞痛（USA），随后血栓被身体的纤溶系统分解，冠状动脉血流随之恢复。心绞痛症状有出现后再次消失的特点。这些症状可能在休息或轻微运动时发作，通常会持续20分钟以上。这些心绞痛症状往往会反复发作，且越来越严重、越来越频繁。

非ST段抬高型心肌梗死

在NSTEMI时，血栓部分堵塞冠状动脉，导致心绞痛症状。此时，虽然仍有一些血液可以送达心肌，但为细胞提供的氧气和营养都是不够的。这种情况会导致心肌缺血，12导联心电图可能会表现为ST段压低或T波倒置、心肌酶可能升高，或上述两种检查均有阳性发现。

ST段抬高型心肌梗死

如果血栓完全阻断了心肌的血供，就会导致STEMI。血流受阻首先导致心肌缺血，然后出现心肌坏死（心肌细胞死亡）。心肌细胞死亡后，不再传导电流，从而导致12导联心电图出现ST段抬高（如何通过观察12导联心电图确定冠状动脉阻塞的位置，见表1.1）。心肌细胞的死亡，会使这些细胞内相对特异的酶释放到血液中,从而导致血液中心肌酶含量的升高(常见心肌酶升高的开始时间,见表1.2)。

为了拯救濒临梗死的心肌细胞,STEMI的患者需要紧急开放闭塞的冠状动脉。患者应在到达医院30分钟内(进入医院大门到服药时间)服用溶栓药。如果要进行球囊扩张和支架植入术,则必须在90分钟内恢复冠状动脉血供(进入医院大门到球囊扩张的时间)。

表1.1　冠状动脉及相应的心电图导联

冠状动脉	心电图导联	心肌梗死的部位
RCA	Ⅱ,Ⅲ,aVF	下壁
LAD	V1,V2 V1,V2,V3,V4	前间壁
LCx	Ⅰ,aVL,V5,V6	侧壁

LAD,左前降支;LCx,左回旋支;RCA,右冠状动脉。

表1.2　心肌缺血发作后血清心肌酶开始升高、达峰值和持续的时间

标志物或酶	升高(h)	高峰(h)	恢复正常(d)
肌酸激酶(CK)	2~6	18~36	3~6
肌酸激酶同工酶(CK-MB)	4~8	18~24	3
肌钙蛋白-I	3	10~24	7~10
肌钙蛋白-T	3	10~24	10~14
肌红蛋白	2~3	6~9	1~2

ACS的治疗

ACS的治疗包括药物治疗、评估疾病的严重程度及恢复心脏缺血区域的血流。

ACS的药物治疗

如前所述,ACS患者的血栓部分或完全阻塞了冠状动脉。用药的目的是防止血凝块的进一步增长、缩小血块并尽量减少因心肌缺血造成的损害。出现ACS症状的患者应立即服用非肠溶性的阿司匹林,如果血氧饱和度低,应遵医嘱给予吸氧治疗。

临床警示!

给血氧饱和度足够的患者吸氧不仅无益,还有可能造成伤害。如果血氧饱和度为90%或以上,则不应给予吸氧(Amsterdam等,2014)。

阿司匹林是一种抗血小板药物,可以减缓血栓的生长。吸氧可增加缺血组织获得的血液中的氧气含量。舌下含服硝酸甘油很快会被血液吸收,其血管扩张作用可增加缺血区域的血流量。如果服用三剂硝酸甘油后仍不能缓解胸痛或其他心绞痛症状,则应根据医嘱给予吗啡。吗啡可以使患者平静下来,减少需氧量,并扩张冠状动脉以增加心肌的血液供应。

临床警示!

应注意谨慎使用硝酸甘油和吗啡。如果收缩压低于90mmHg(1mmHg≈0.133kPa),则两种药都不能使用。如果患者近期服用了磷酸二酯酶抑制剂,则不能使用硝酸甘油。磷酸二酯酶抑制剂可用于治疗勃起功能障碍或肺动脉高压,与硝酸甘油联合应用可能会引起危及生命的低血压(Amsterdam等,2014)。这些药物男性和女性都有可能服用(框1.2)。

框1.2	与硝酸甘油联合使用时可引发致命低血压的磷酸二酯酶抑制剂

西地那非（万艾可或Revatio）：24小时内不可服用硝酸甘油

他达拉非（Cialis或Adcirca）：48小时内不可服用硝酸甘油

伐地那非（Levitra）：24小时内不可服用硝酸甘油

阿伐那非（Stendra）：24小时内不可服用硝酸甘油

血小板在ACS的发生发展中起着重要的作用，因此除了阿司匹林外，还经常要通过口服和（或）静脉给予血小板抑制剂。口服抗血小板药物包括P2Y12拮抗剂：氯吡格雷（波立维）、普拉格雷（Effient）和替格瑞洛（倍林达）。这些药物在下文"双联抗血小板治疗"中有更详细的描述，静脉应用的血小板抑制剂包括GP Ⅱb/Ⅲa受体抑制剂：阿昔单抗（Reopro）、依替巴肽（Integrilin）和替罗非班（Aggrastat）。此外，对于冠状动脉血栓是主要原因的ACS患者，除抗血小板药物外，还应应用抗凝剂。抗凝剂可能包括依诺肝素（Lovenox）、比伐卢定（Angiomax）、磺达肝素（Arixtra）或普通肝素。

临床警示！

应用多种抗血小板药物和抗凝剂会增加出血的风险。

应按照医嘱为患者应用其他药物，以改善心功能、减少ACS并发症和改善预后。应给予β-受体阻滞剂以改善预后并降低ACS死亡风险。如果β-受体阻滞剂有使用禁忌，且存在持续性缺血，则应给予钙通道阻滞剂。在住院和高强度他汀类药物治疗期间，应绘制空腹血脂图（Amsterdam等，2014）。

评估 CAD

当患者发生 ACS 时,确定 CAD 的严重程度很重要。大多数 ACS 患者需要进行冠状动脉血管造影,以确定 CAD 严重程度并决定治疗方案(参见第2章)。

再血管化治疗

冠状动脉被完全栓塞(STEMI)的患者需要立即手术开通被阻塞的动脉。可以采用的方法包括通过药物治疗或在介入中心进行经皮冠状动脉介入治疗(PCI)。

溶栓药物可用于开通被阻塞的动脉。替奈普酶(TNK)是治疗 STEMI 的常用溶栓药物,必须由医生开具处方使用。由于出血的风险很高,患者在应用溶栓药之前要进行风险的筛查。对于最近发生过脑卒中或严重创伤、患有严重的未控制的高血压或疑似主动脉夹层的患者,禁止使用溶栓药物。对于近期有过胃肠道出血、大手术或正在服用抗凝剂的患者,在应用溶栓药物时应格外谨慎。如果 STEMI 的患者要接受溶栓治疗,就应该尽早开始。STEMI 患者溶栓治疗的目标是从症状出现,到急诊(ED)30分钟内给药(称为进入医院大门到给药时间)。

决定溶栓治疗的医生有责任对患者进行禁忌证的筛查。但护士需要对这些禁忌证也有了解,因为有时候护士会了解医生无法获取的信息。如果发现患者有溶栓禁忌证,要及时通知医生,同时不应给患者应用禁忌药物。

有心脏导管室和进行心脏介入治疗能力的医院,应该在可能的情况下使用 PCI 为 STEMI 患者开通阻塞的冠状动脉。PCI 包括血栓抽吸术(在冠状动脉内使用导管直接吸除血栓)、血管成形术(使用导管末端的球囊,充气后扩张阻塞的冠状动脉)和支架植入术(在冠状动脉内放置一小段金属支架,以保持动脉开放)。对于STEMI患者,我们的治疗目标是到达急诊后90分钟内,将梗阻的冠状动脉重新开放(称为进入医院大门到球囊扩张的时间)。

双联抗血小板治疗

应用PCI(血管成形术和支架植入术)治疗的ACS患者将接受双联抗血小板治疗(DAPT),通常要至少持续1年。接受药物治疗的ACS患者也需进行DAPT。这一治疗对于防止在支架内形成血栓(支架急性阻塞)和预防未来发生ACS都是至关重要的。所谓DAPT是将阿司匹林与P2Y12拮抗剂联合应用。P2Y12拮抗剂的选择取决于患者的特点和未来心血管事件风险的评估。目前可用的3种P2Y12拮抗剂是氯吡格雷(波立维)、普拉格雷(Effient)和替格瑞洛(倍林达)。

在3种P2Y12拮抗剂中,氯吡格雷上市时间最长。多项大型试验的证据表明,对ACS患者给予氯吡格雷和阿司匹林,无论是PCI还是药物治疗,都可以降低死亡、MI和脑卒中的风险。然而,高达30%的患者缺乏有效代谢氯吡格雷的酶,从而大大降低了它的有效性。氯吡格雷的使用有一个黑框警告,提示对于那些CYP2C19代谢能力减弱的患者,氯吡格雷的有效性会降低并产生不良后果。通过基因检测可以确定哪些患者存在CYP2C19代谢功能不良。此外,可以在患者服用氯吡格雷时进行血小板检测以观察血小板的反应性,以便在必要时使用更有效的P2Y12拮抗剂。在任何手术前,氯吡格雷都至少要停用5天。

临床警示!

为了有效预防支架血栓形成或 ACS 的发生,氯吡格雷需要经由 CYP2C19 酶(CYP450 酶之一)进行两步代谢,通过其代谢产物发挥药理作用。约有 30% 的人该代谢的活性是减弱的,产生的氯吡格雷代谢产物活性也较弱。当氯吡格雷作为 DAPT 之一服用时,这类人群在 PCI 或 ACS 后会有很高的心脏事件风险。

普拉格雷是一种代谢效率明显高于氯吡格雷的 P2Y12 拮抗剂。因此,该药起效更快,效力更强。在降低心脏事件风险方面,普拉格雷优于氯吡格雷,但其出血的风险,包括颅内出血风险,也更高。普拉格雷有一个关于 75 岁以上患者出血风险的黑框警告,除非这些患者有很高的风险会再发心脏事件,否则不应给这些患者服用普拉格雷。因为有增加手术出血的风险,在进行任何手术前都应停用普拉格雷至少 7 天。

替格瑞洛是一种可以直接发挥药理作用的 P2Y12 拮抗剂,无须任何代谢过程。在 ACS 患者中应用替格瑞洛能比氯吡格雷更有效地预防病情反复。每天服用较高剂量的阿司匹林会增加出血的风险,因此,替格瑞洛应与较低剂量的阿司匹林(每天 75~100mg)合用。替格瑞洛应在任何手术前停用至少 5 天(McDaniel,Morris 和 Rab,2014;Orme 等,2018)。

信息速查

P2Y12 拮抗剂均会增加出血的风险,故应在手术前 5~7 天停止使用。

外科手术的指征

对于只有少量局灶性冠状动脉病变，或使用PCI很容易到达病变的患者，通常可以使用球囊扩张和支架植入术进行治疗。导管穿过动脉（通常为股动脉或桡动脉）并向前推送，直到送达冠状动脉的病变部位。导管末端的球囊在冠状动脉斑块部位充气，将动脉壁上的斑块挤碎，以增加动脉管腔的直径。撤除球囊导管，并将第二根导管推送至相同位置。在导管的末端是一种称为支架的小金属管（图1.2）。随着导管末端的球囊充气，支架会被逐渐撑开，直至达到动脉的大小，以维持动脉持续开放。支架就位后，撤除导管。

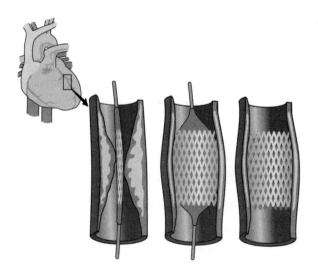

图1.2　经皮冠状动脉介入治疗——支架植入术。

许多患者的冠状动脉存在多处病变或弥漫性病变（冠状动脉大部分存在狭窄），此时便需要接受冠状动脉旁路移植术

(CABG)的外科治疗。此外,如果CAD患者患有瓣膜病或其他结构性心脏病,需要进行外科治疗,通常在瓣膜修复同时行CABG手术,而非行PCI治疗(表1.3)。对存在复杂病变或解剖结构的患者,心脏介入治疗专家和心脏外科医生应该对其影像学资料和临床表现进行充分的回顾,并结合患者本人的意见,确定最佳的血运重建方案(Hillis等,2011)。

　　护士在为患者强化PCI与外科手术的原理方面发挥着重要的作用。了解每种疗法的基本原理,有助于护士对患者进行教育,为患者进行手术或其他治疗做好准备。

表1.3　经皮冠状动脉介入治疗和冠状动脉旁路移植术的适应证

PCI适应证	CABG适应证
● 单支或双支血管局部病变 ● 左心室功能良好的单支或双支病变 ● 左主干狭窄>50%闭塞,PCI并发症风险低,外科手术并发症风险高 ● 发生STEMI的患者做PCI治疗比CABG治疗更快、更安全时	● 左主干病变(>50%闭塞)或3条主要冠状动脉明显狭窄(>70%闭塞) ● 大面积心肌缺血 ● 弥漫性多支病变 ● 合并糖尿病或左心室功能差的多支血管病变(射血分数<50%) ● PCI失败 ● 存在CAD且需要行其他心脏手术

Source:Hillis, L. D., Smith, P . K., Anderson, J. L., Bittl, J. A., Bridges, C. R., Byrne, J. G., ... Winniford, M. D.（2011）. 2011 ACCF/AHA guideline for coronary artery bypass graft surgery: A report of the American College of Cardiology Foundation/American Heart Association Task Force on Practice Guidelines. *Journal of the American College of Cardiology*, 58, e123－e210. oi: 10.1016/j.jacc.2011.08.009

CAD是选择导管介入治疗还是选择外科手术治疗,取决于患者的总体临床情况、病变程度、是否存在其他心脏病及合并疾病情况。

瓣膜病

心脏瓣膜病通常需要心脏外科手术修复或者更换瓣膜。瓣膜病可能由风湿热、感染性心内膜炎、钙化、创伤或结缔组织疾病(如马方综合征)引起。主动脉瓣和二尖瓣最常受累,也是引发症状最多的部位。

正常瓣膜维持心脏血液向前流动。患病时,瓣膜可能会变得狭窄(无法完全打开,阻止血液向前流动)或反流、关闭不全(无法完全关闭,导致血液反向流动,见表1.4)。

二尖瓣狭窄

二尖瓣狭窄(MS)在女性中的发病率要高于男性。患病时,瓣叶增厚且呈纤维化改变,导致瓣口狭窄,阻碍血液从左心房向左心室的流动。随着压力的升高,左心房出现扩张,常常导致心房颤动(简称"房颤")。左心房压力的增加影响肺循环,导致肺动脉高压和肺淤血。

二尖瓣反流

二尖瓣反流(MR)是指瓣叶无法完全闭合,血液从左心室反向流入左心房。MR可以是急性的,比如因腱索断裂或外伤导致。MR也可以是由退行性疾病(如风湿热)长期作用引起的慢性病变。此外,MR也可继发于左心室增大引起的瓣环扩张。

当发生MR时,血液在收缩期反向流入左心房,导致左心房压力升高,进而导致左心房扩张并引起肺淤血。左心房扩张也可能导致房颤。由于左心房舒张时血液比正常情况下要多,所以流入左心室的血容量也更多。左心室血容量的持续增加会导致心室发生扩张和肥厚。随着时间的推移,这些变化最终将导致心力衰竭。如果MR属急性发作,左心房和左心室对增加的容量无法进行代偿,这些突然增加的容量和压力将会导致急性肺淤血和肺水肿。

表1.4 二尖瓣和主动脉瓣疾病:体征、症状和手术指征

疾病	体征和症状	手术指征
MS	劳力性呼吸困难、疲劳、水肿、三尖瓣反流	中度或重度MS患者有症状或有重度肺动脉高压
MR	心力衰竭、房颤	重度MR患者,伴有左心室功能不全或左心室扩张的表现,或有新发的房颤
AS	心绞痛、晕厥、心源性猝死、心力衰竭、主动脉收缩期杂音	重度AS,伴有左心室功能不全症状 中度或重度AS,需接受CABG或其他心脏手术的患者
AI	心力衰竭、舒张期叹息样杂音	重度AI患者,伴有左心室功能不全或左心室扩张的表现 中度或重度AI,需接受CABG或其他心脏手术的患者

AI,主动脉瓣关闭不全;AS,主动脉瓣狭窄。

主动脉瓣狭窄

主动脉瓣狭窄(AS)会造成血液从左心室流入主动脉时发生梗阻。AS最常见的原因是钙化,一些60岁以上的人会因为衰老而发生钙化。随着时间的推移,瓣尖的活动性越来越差,在此期间患者是无症状的。由于AS,左心室必须更加努力地将血液泵入主动脉,因此会出现左心室肥大,并最终导致心力衰竭。随着主动脉瓣面积变小,左心室腔压力增大,血液回流至左心房,可能使潜在的MR加重。患者可能出现心绞痛或晕厥,或两种症状均有。

主动脉瓣关闭不全

在主动脉瓣关闭不全(AI)时,血液从主动脉反流至左心室,其原因可能是瓣叶结构异常或主动脉根部扩张。血液的反向流动会导致左心室容量过载。随着病情的缓慢进展,由于容量和压力的增加,左心室出现肥厚。在心力衰竭出现之前,AI可能一直都没有症状。但如果发生急性的AI,左心室没有时间进行代偿,突然的容量过负荷可能会导致急性心力衰竭和肺水肿。

信息速查

患有多支病变、重度或弥漫性CAD的患者通常需要接受心脏手术。需要修复或置换瓣膜的患者需要转到心脏外科接受手术治疗,如果有CAD,也可同期手术。

先天性心脏病

先天性心脏病(CHD)是指从出生起就存在的各种心脏结构性问题。自20世纪70年代以来,外科手术的技术得到了很大程度的改善,超过80%的患者可存活至成年(Benjamin等,2017;Kouchoukos, Blackstone, Hanley 和 Kirklin, 2013)。据估计,美国大约有80万成年CHD患者。一些人是作为成年原发性CHD患者接受治疗的,这意味着他们以前从来没有治疗过。究其原因,可能是由于病情比较轻,病理生理学改变相对较小,所以直到成年后才被诊断出来;或者是由于病情过于复杂,在儿童时期无法治疗。此外,有些国家缺乏先进的儿童CHD治疗水平,在这些国家出生的患者,可能会在成年后移民或旅居到有先进治疗水平的国家。继发性CHD是指先前已经接受过治疗的CHD(Kouchoukos等,2013)。参见框1.3,了解CHD的类型。

虽然对这些畸形的详细描述,以及对该患者群体的护理知识已经超出本书的范围,但作为护理心脏手术患者的护士,了解一些与CHD相关的知识要点,依然是非常重要的。

■复杂CHD患者应经常接受专业医护人员的随访,这些医护人员在照顾成年CHD患者方面受过专门训练。收住院的复杂CHD患者在经过治疗、病情稳定后,应转移到区域性的成人CHD中心。

框1.3　成人先天性心脏病的类型

- 简单CHD——初诊
  - 单纯先天性主动脉瓣疾病
  - 单纯先天性二尖瓣疾病
  - 小的ASD
  - 单纯小的VSD
  - 轻度肺动脉狭窄
  - 小的PDA
- 简单CHD——术后状态
  - 结扎或封堵的PDA
  - 修补过的ASD
  - 修补过的VSD
- 中等复杂程度的CHD
  - 主动脉-左心室瘘
  - 肺静脉异位引流
  - 复杂的房室间隔缺损
  - 主动脉缩窄（图1.3）
  - 未治疗的PDA
  - 中重度肺动脉瓣反流或狭窄
  - 主动脉瓣下狭窄
  - 法洛四联症（图1.4）
  - VSD伴其他严重并发症
- 极复杂的CHD
  - 发绀型心脏病（所有类型）
  - 心室双出口
  - Eisenmenger综合征
  - 需要Fontan手术的畸形
  - 单心室
  - 肺动脉闭锁
  - 肺血管阻塞性疾病

- 大动脉转位
- 三尖瓣闭锁
- 永存动脉干或半干
- 其他的房室或心室大动脉的连接异常

ASD，房间隔缺损；PDA，动脉导管未闭；VSD，室间隔缺损。

Source: Adapted from Kouchoukos, N. T., Blackstone, E. H., Hanley, F. L., & Kirklin, J. K. (2013). *Kirklin/Barratt-Boyes cardiac surgery* (4th ed.). Philadelphia, PA: Elsevier Saunders.

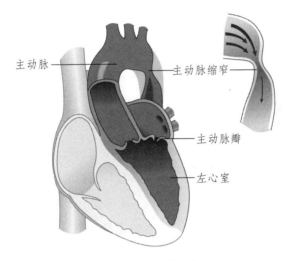

主动脉　主动脉缩窄　主动脉瓣　左心室

图1.3　主动脉缩窄。

■ 新设备和新技术的出现，使得医生可以在导管室用微创的方式治疗动脉导管未闭（PDA）、大部分的房间隔缺损（ASD）和某些类型的室间隔缺损（VSD）。此外，还可以通过经皮球囊扩张和支架植入来治疗主动脉缩窄（Burke，2012）。心脏外科医生在手术中越来越频繁地遇到以前用于修复CHD的人造材料。包括在主动脉和肺动脉中发现的支架，以及用于闭合PDA或各种间隔缺损的房间隔、室间隔封堵装置，这些材料的存在将使未来的治疗更加复杂。

■ 有些患者可能在童年期间和成年后接受过多次手术,由于有明显的瘢痕组织和粘连,导致再次心脏手术的操作极度困难。再次劈开胸骨,会有较高的出血和空气栓塞风险。此外,异常的解剖结构可能会使心脏在胸腔内的位置略有不同,并紧贴胸骨,从而增加了劈开胸骨时损伤心脏的风险。由于心导管或外科手术的反复操作,股动脉可能存在瘢痕组织,甚至完全闭塞。

■ CHD 患者在他们的一生中都面临着多种并发症的风险。许多与 CHD 相关的综合征(如唐氏综合征)都会有神经、发育和认知缺陷。很多综合征在 CHD 的患者中还与其他器官系统的疾病发生发展有关。以前未诊断的 CHD 在女性妊娠期间往往会开始出现症状,对母亲和胎儿的生存和健康都有潜在的严重影响。复杂 CHD 的患者,无论是否已经过治疗,发生心力衰竭的风险都很高,尤其是晚年。未经治疗的大量的左向右分流,可能会导致不可逆的肺动脉高压。

■ 心律失常是这类患者的一大问题。患有 CHD 的成年人有发生各种传导阻滞、房性和室性快速心律失常的风险(Burke,2012)。心房扑动是此类患者中最常见的心律失常类型,但也可能出现其他任何类型的心律失常(Kouchoukos 等,2013)。可能造成这些心律失常的原因有很多,包括手术瘢痕组织、缺血损伤、压力和容量过负荷及发绀。在为这些患者植入起搏器和除颤器时,常常因为异常的解剖路径和狭窄的静脉,而变得更加格外复杂。在发绀型 CHD 患者中,心律失常是导致死亡的主要原因。在非发绀型 CHD 患者中,由于后天动脉粥样硬化性心脏病的影响,MI 是死亡的主要原因(Burke,2012;Stout 等,2018)。

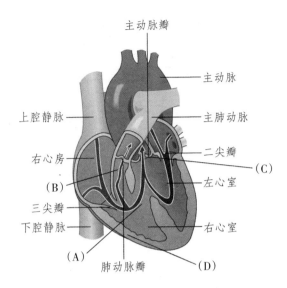

主动脉瓣

主动脉

主肺动脉

二尖瓣

（C）

左心室

右心室

肺动脉瓣

（D）

上腔静脉

右心房

（B）

三尖瓣

下腔静脉

（A）

图1.4 法洛四联症。(A)室间隔缺损——左右心室之间的"洞"；(B)肺动脉漏斗部狭窄——右心室流出道狭窄，位于肺动脉瓣处或肺动脉瓣下方；(C)主动脉骑跨——主动脉瓣同时连接左右心室；(D)右心室肥厚——右心室壁增厚（这是最常见的发绀型先天性心脏病）。

信息速查

随着儿科手术和治疗技术的进步，成年CHD患者的人数也在不断增加。心律失常是成人CHD患者最常见的并发症，先前的手术操作和心血管解剖异常可能会使对心律失常和其他问题的治疗变得更为复杂。

参考文献

1. Amsterdam, E. A., Wenger, N. K., Brindis, R. G., Casey, D. E., Ganiats, T. G., Holmes, D. R., Jr., … Zieman, S. J. (2014). AHA/ACC guideline for the management of patients with non-ST elevation acute coronary syndromes. *Journal of the American College of Cardiology, 64*(24), 2645–2687. doi:10.1016/j.jacc.2014.09.017.

2. Benjamin, E. J., Blaha, M. J., Chiuve, S. E., Cushman, M., Das, S. R., Deo, R., … Muntner, P. (2017). Heart disease and stroke statistics—2017 update: A report from the American Heart Association. *Circulation, 135,* e146–e603. doi:10.1161/CIR.0000000000000485.

3. Burke, R. P. (2012). Surgery for adult congenital heart disease. In L. H. Cohn (Ed.), *Cardiac surgery in the adult* (4th ed.). New York, NY: McGraw-Hill Medical.

4. Go, A. S., Mozaffarian, D., Roger, V. L., Benjamin, E. J., Berry, J. D., Borden, W. B., … Turner, M. B. (2013). Heart disease and stroke statistics—2013 update: A report from the American Heart Association. *Circulation, 127,* e6–e245. doi:10.1161/CIR.0b013e31828124ad.

5. Hillis, L. D., Smith, P. K., Anderson, J. L., Bittl, J. A., Bridges, C. R., Byrne, J. G., … Winniford, M. D. (2011). 2011 ACCF/AHA guideline for coronary artery bypass graft surgery: A report of the American College of Cardiology Foundation/American Heart Association Task Force on Practice Guidelines. *Journal of the American College of Cardiology, 58,* e123–e210. doi:10.1016/j.jacc.2011.08.009.

6. Jacobson, C., Marzlin, K., & Webner, C. (2015). *Cardiovascular nursing practice: A comprehensive resource manual and study guide for clinical nurses* (2nd ed.). Burien, WA: Cardiovascular Nursing Education Associates.

7. Kouchoukos, N. T., Blackstone, E. H., Hanley, F. L., & Kirklin, J. K. (2013). *Kirklin/Barratt-Boyes cardiac surgery* (4th ed.). Philadelphia, PA: Elsevier Saunders.

8. McDaniel, M., Morris, D. C., & Rab, S. T. (2014). Dual antiplatelet therapy in ACS: How to choose the best drug and for whom? *American College of Cardiology.* Retrieved from https://www.acc.org/latest-in-cardiology/articles/2015/04/29/11/44/dual%20antiplatelet%20therapy%20in%20acs%20how%20to%20choose%20the%20best%20drug%20and%20for%20whom.

9. Orme, R. C., Parker, W. A. E., Thomas, M. R., Judge, H. M., Baster, K., Sumaya, W., … Storey, R. F. (2018). Study of two dose regimens of ticagrelor compared with clopidogrel in patients undergoing percutaneous coronary intervention for stable coronary artery disease. *Circulation, 138,* 1290–1300. doi:10.1161/CIRCULATIONAHA.118.034790.

10. Stout, K. K., Daniels, C. J., Aboulhosn, J. A., Bozkurt, B., Broberg, C. S., Colman, J. M., … Van Hare, G. F. (2018). 2018 AHA/ACC guideline for the management of adults with congenital heart disease: A report of the American College of Cardiology/American Heart Association Task Force on Clinical Practice Guidelines. *Circulation, 139,* e698–e800. doi:10.1161/CIR.0000000000000603.

第2章

诊断性检查

诊断性检查可以确定心脏病的类型和程度,并指导治疗方案。由于大多数诊断性检查都可能出现并发症,因此应首先采用创伤尽可能小的检查。创伤性最大的检查通常能够提供最多的心脏病信息。患者需要了解进行诊断性检查的目的,以及在这些检查过程中可能会发生的情况。

在本章,你将了解到:

1. 一些用于评估患者CAD的无创检查
2. 用于评估瓣膜功能的无创检查
3. 心导管术中要获取的信息

用于冠心病诊断的无创检查

无创检查的策略对患者的风险最小,但也有可能出现假阳性和假阴性的结果。无创检查包括两大类:心脏负荷试验和心脏影像检查。所谓心脏负荷是指通过运动或药物增加心率和氧耗。影像检查则包括心电图(EKG)、超声心动图

(echo)或核医学显像。

　　无创检查结果呈阳性意味着需要进行有创检查,一般是心导管检查。

运动平板试验与运动负荷超声检查

　　运动平板试验是指让患者在跑步机上遵循特定的分级强度进行运动,以逐渐增加心脏的负荷,用连续12导联EKG评估心脏的缺血改变,病变冠状动脉所分布的区域会提示有缺血性改变。

　　运动负荷超声检查是指在跑步机上的运动、监测连续12导联EKG,并增加了对室壁运动的评估。在运动前和运动过程中进行超声检查,以评估患者室壁运动随心率加快时的反应。如果某一支冠状动脉狭窄导致血流受限,运动对心脏造成的负荷将导致该冠状动脉供血区域出现室壁运动不规则的现象。如果患者无法运动,可使用多巴酚丁胺代替运动负荷试验(多巴酚丁胺负荷超声检查)。

护理提示

　　拟行运动类无创检查的患者应该具备运动的能力并做好相应的准备。平衡力差或步行有困难的患者不适合进行这类检查。如果可能的话,患者应穿着裤子和适宜运动的鞋进行检查。

心肌灌注显像

接受核素心肌灌注显像的患者会被注射具有放射性的示踪剂,这些示踪剂在被心肌"吸收"时可以被设备检测到。最常见的示踪剂包括铊-201、锝-99m甲氧基异丁基异腈(Cardiolite)和锝-99m替曲膦(Myoview)。示踪剂在运动达峰值时注射,然后进行成像。这些药物可以被存活的心肌摄取,从而在成像扫描时显影,梗死的心肌不显影,缺血的心肌摄取示踪剂会有延迟,因此在短时间后采集图像以评估示踪剂的再分布。不能运动的患者可以服用腺苷或双嘧达莫等药物模拟运动对心脏血流的影响。

护理提示

要告知患者在采集图像时,他们需要躺着不动。应向患者说明,在检查期间他们只会接受极少剂量的辐射。

CT和MRI

CT主要用于评估主动脉疾病。CT扫描技术的进步为冠状动脉疾病的评估带来了新的希望。电子束CT可以提供冠状动脉钙化的信息,后者与冠状动脉斑块的存在息息相关。该技术通常用于筛查无症状的患者,并可识别出未来10年内有心脏事件风险的患者(Finck等,2018)。使用多层螺旋CT增强扫描(CT血管造影,CTA)可以提供特定冠状动脉的信息,以及识别冠状动脉的狭窄。直到最近,文献中也几乎没有证据能表明,有CAD症状的患者行无创检查,与患者的临床结果存在相关性。最近的一项随机研究显示,CTA 与 3 种常见的功能检测(运动平板试验、运动负荷超声检查和心肌灌注显像,Douglas 等,2015)的临床结果没有差异。

与 CT 一样,MRI 技术也在不断改进且变得更加通用。MRI 主要用于评估主动脉和心包疾病。该检查也可用于检测肿瘤和其他结构异常情况。当使用造影剂(磁共振血管造影)时,可以对近端冠状动脉是否闭塞进行检测。

瓣膜病的诊断性检查

超声心动图

超声心动图是利用超声技术对心脏进行探查,可给出二维和三维的运动图像,并提供有关心脏结构、室壁运动、心室功能及血流情况等许多有价值的信息。该检查可通过经胸(超声探头位于胸壁外)或经食管(超声探头位于心脏水平的食管内)的方法进行。在食管中,超声探头离心脏非常近,因此经食管超声心动图(TEE)可以提供有关瓣膜功能的最详细信息。心脏手术前、术中、术后经常通过超声和 TEE 检查来评估瓣膜和心室功能。

护理提示

接受超声检查的患者应了解这是一种对心脏的无创检查。应充分向患者解释 TEE 检查,让患者理解 TEE 检查中会产生一定的不适,并需要使用镇静剂。

接受诊断检查的患者应了解检查的基本原理，以及他们可能会有什么样的体验。如果有可能，应使用书面材料进行宣教。

心导管检查

心导管检查仍然是评价冠状动脉的金标准检查。在心导管检查期间，还可以获取有关瓣膜功能、室壁运动和射血分数的信息。

在大多数涉及心脏的外科和介入手术之前，都建议先进行心导管检查，但应存在某些类型的主动脉夹层和主动脉瓣心内膜炎等情况，因为导管可能造成新的并发症。

右心导管检查

右心导管检查时，肺动脉导管经大静脉进入右心房、右心室和肺动脉，可以测量各部位的压力和血氧饱和度。表2.1中列出了各种压力的正常值。通过测量瓣膜处的跨瓣压差来评估三尖瓣和肺动脉瓣的情况。跨瓣压差是指瓣膜两侧的压力差，压差越大，该瓣膜的狭窄程度越严重。当心导管进入肺动脉后，可以评估肺动脉压力。氧饱和度可用于诊断心内分流情况（房间隔或室间隔缺损）。

表2.1　心导管检查压力正常值	
测量位置	**标准值(mmHg)**
右心房	平均压 3~8
右心室	收缩压 15~30
	舒张压 3~8
肺动脉	收缩压 15~30
	舒张压 5~12
	平均压 9~16
肺动脉楔压	5~12
左心房	5~12
左心室	收缩压 90~140
	舒张压 60~90
	平均压 70~105

信息速查

　　在右心导管检查中,进入静脉系统,测量的是心脏右侧(静脉系统)的压力。唯一的例外是肺动脉楔压,假设肺血管系统正常的话,其数值与左心房的压力接近。

左心导管检查

　　左心导管通常通过股动脉或桡动脉将导管送入主动脉、左心房和左心室。通过测量二尖瓣和主动脉瓣的压力来确定瓣膜功能。造影剂可以注射到冠状动脉和心脏的各个腔室(左心房、左心室、主动脉根部和主动脉弓)中,以便直接观察这些结构。

冠状动脉造影

　　冠状动脉起源于主动脉瓣上方的主动脉根部,向下延伸为心肌供血。为了观察动脉,将导管的尖端直接置于冠状动脉近端的开口,注入造影剂,并对冠状动脉进行透视(X线)成像。该检查可提供关于冠状动脉管腔、各处斑块或闭塞及动脉沿心脏表面走行的宝贵信息。这种手术既适用于原有的冠状动脉,也适用于既往心脏手术中植入的所有桥血管。这些影像也会提示医生,该如何绕过狭窄部位。小动脉或远端弥漫性病变的冠状动脉可能不适于搭桥。血管造影图像和患者的整体临床影像学资料相结合,可用于确定适当的治疗方案(图2.1)。

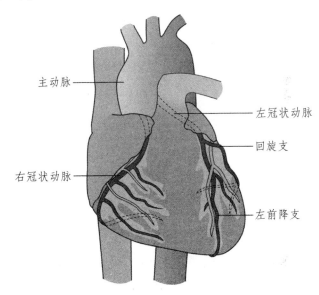

图2.1 冠状动脉。

左心室造影和主动脉根部显像

将一种称为猪尾的特殊导管置入左心室,将大量造影剂迅速注入左心室,在造影剂从左心室喷出时拍摄图像,可以观测左心室壁运动、计算射血分数,还可以看到二尖瓣反流。猪尾导管还可以向上移动,经主动脉瓣退回到主动脉根部。注射另一剂造影剂来显示主动脉根部的大小和形状,同时也可以用来判定是否存在 AI。

> 左心导管检查时,导管通过股动脉或桡动脉进入动脉系统。注入造影剂后,可以观察冠状动脉、左心室、瓣膜和主动脉根部,并测量心脏左侧(动脉系统)的压力。

瓣膜病检查

通过测量二尖瓣和主动脉瓣的压力梯度,可以确定二尖瓣和主动脉瓣的病变程度。还可以计算瓣口面积,以确定瓣膜狭窄的严重程度。

心导管术并发症

心导管检查的并发症要比无创检查多。最常见的是出血和检查部位的并发症。在这些操作后,护士应密切监测导管穿刺部位的出血情况。

经桡动脉穿刺的患者会在手术后即刻取出鞘管。他们能够立即下床活动,经常可以在当天出院。至少术后24小时内应避免在置管的手臂上进行静脉注射(IV)和血压测量。

经股动脉穿刺的患者在拔除鞘管后需要卧床休息2~6小时。卧床时间取决于股动脉穿刺部位的闭合方式。闭合可直接施加手动或机械式加压,或使用胶原闭合塞或经皮缝合装置。应经常评估该部位,观察是否存在出血或血肿,监测该侧肢体是否有脉搏、体温和感觉。

腹膜后出血是一种罕见但危及生命的并发症。症状和体征包括血肿增大、低血压、心动过速、呼吸急促、躁动、血红蛋白和血细胞比容降低、腰痛和腹痛。通常，这种并发症早期可能不易察觉，直到出血持续数小时。如果怀疑腹膜后出血，应检测血红蛋白和血细胞比容，并进行超声或CT扫描以确定是否存在出血及出血的程度（Shoulders-Odom，2008）。

临床警示！

腹膜后出血通常需要及时干预，进行止血，防止失血性休克，以免发生心血管衰竭和死亡。

护理提示

计划进行心导管手术的患者应了解该手术过程，且如果使用股动脉进行穿刺，则需要在术后于床上平卧几小时。手术中使用的造影剂会导致某些患者出现过敏反应，甚至会在某些高危患者中出现肾功能不全或肾衰竭。

信息速查

诊断性检查用于确定冠状动脉和瓣膜病变的程度，并确定适于该疾病的治疗方法。心导管检查和血管造影检查是这方面的金标准。通常，先采用创伤性较小的诊断性检查，如果阳性，则将安排患者进行心导管检查和血管造影。

参考文献

1. Douglas, P. S., Hoffmann, U., Patel, M. R., Mark, D. B., Al-Khalidi, H. R., Cavanaugh, B., ... Lee, K. L. (2015). Outcomes of anatomical versus functional testing for coronary artery disease. *New England Journal of Medicine, 372* (14), 1291–1300. doi:10.1056/NEJMoa1415516.
2. Finck, T., Hardenberg, J., Will, A., Hendrich, E., Haller, B., Martinoff, S., ... Hadamitzky, M. (2018, October). Ten-year follow up after coronary computed tomography angiography in patients with suspected coronary artery disease. *JACC: Cardiovascular Imaging.* doi:10.1016/j.jcmg.2018.07.020.
3. Shoulders-Odom, B. (2008). Management of patients after percutaneous coronary interventions. *Critical Care Nurse, 28* (5), 26–40. Retrieved from http://ccn.aacnjournals.org/content/28/5/26.full.

第 **3** 章

心脏手术患者的术前准备

心脏手术的紧迫程度决定了患者是否有足够的准备时间。择期手术的患者有充足的时间去完善术前准备。而接受急诊手术的患者通常会直接被送到手术室，几乎没有或根本没有时间进行术前准备。需要紧急手术的患者，术前准备时间从几小时到几天不等。无论何种手术，都应在时间允许的情况下尽可能多地去完成术前准备步骤。术前准备充分的患者，并发症最少，恢复最快。

在本章，你将了解到：

1. 心脏手术前患者应完成哪些检验和检查

2. 如何通过对患者和家属的宣教预防术后并发症

3. 手术前和手术当天应服用哪些药物

信息速查

接受紧急或急诊手术的患者术后并发症的风险最高。

术前检查

接受心脏手术的患者需要进行病史的采集和基线体格检查。病史应包括有关慢性病状况和既往手术的情况。任何抑郁症或其他社会心理问题方面的病史都应进行记录。要记录听诊的心肺音,评估神经系统状况。许多患者在心脏手术后会经历神经系统功能的改变,准确的术前基线记录对于确定术后改变非常重要。要测量双臂的血压。如果两臂血压存在显著差异,可能提示存在锁骨下动脉狭窄,这可能意味着该侧乳内动脉不能用作桥血管使用。要记录患者的吸烟史,过去6个月内吸烟的患者有较高的发生肺部并发症的风险。

护理提示

全面的术前病史采集和体格检查,对于确定哪些患者有较高的并发症风险,是非常重要的。如果术后出现问题,基线数据还可以用来与术后状态进行比较。

信息速查

增加术后死亡率和并发症的因素包括呼吸系统或气道疾病、糖尿病、肥胖、肾衰竭或透析、既往心脏手术史、左心室射血分数低和高龄(80岁以上)。

实验室检查

术前要完成多项实验室检查,包括全血细胞计数、肾功能检查、肝功能检查、电解质、凝血功能和动脉血气。通常完成尿检,并检测甲状腺功能套餐。这些检查可以提供患者发生并发症风险的重要信息。肾脏疾病或肝脏疾病患者可能需要调整某些药物的剂量。任何部位的感染都应在手术前进行治疗。有出血性疾病的患者通常需要在手术中和手术后增加血液制品的用量。要在术前纠正电解质异常,以降低发生心律失常的风险。亚临床甲状腺功能减退症的患者,没有任何临床表现,更容易患 CAD,这类患者在术后也更容易出现某些并发症,如房颤、心力衰竭和胃肠道并发症(Hillis 等,2011)。

护理提示

术前的实验室数据对于确定患者是否有发生某些并发症的风险至关重要。例如,术前肾功能不全患者在术后发生肾衰竭的风险要高得多,而尿液分析则可能会发现需要在术前治疗的尿路感染。

其他诊断性检查

准备接受心脏手术的患者应进行 12 导联 EKG 的检查,以便为术后比较提供基线数据。有颈动脉狭窄高危因素的患者应在心脏手术前进行颈动脉超声检查。高危因素包括大于 65 岁、左冠状动脉主干狭窄、外周动脉疾病、短暂性脑缺血发作或脑卒中史、高血压、吸烟和糖尿病(Hillis 等,2011)。术前超声诊断可以发现严重的颈动脉狭窄,这类患者在心脏手术期间有很高的脑卒中风险。一旦发现了严重的颈动脉狭窄,应在手术前通过颈动脉内膜剥脱术或颈动脉支架置入术进行治疗。一些中心会在心脏手术室内心脏手术开始前,进行颈动脉内膜剥脱术(参见第 14 章)。

患者和家庭宣教

术前宣教应包括了解手术中会发生的事情。对于患者来说，知道在手术后醒来时会是什么状态，是尤为重要的，这可以明显减轻患者的焦虑。对患者家属来说，了解在ICU期间会用到的医疗设备的数量和类型也很重要。如果时间允许，可以安排患者及其家属参观ICU。告诉患者和家属常规在ICU的停留时间，以及在此期间可能发生的情况，也是非常重要的。患者可能会惊讶地了解到，他们将会被要求尽可能早地——比如在手术后次日清晨——就起床坐到椅子上。

术前宣教还应包括告知患者术后会有胸腔引流管和心外膜导线、早期下地活动、可能需要镇痛药物、使用激励性肺活量计或其他深呼吸练习，以及切口护理。这样有助于患者和家属在心理上为术后康复做好准备。

护理提示

在宣教时告知患者和家属术后可能发生的情况，是护理工作的重点之一。在术前病区工作的护士应熟悉所在医疗机构的工作流程，以便为患者和家属提供准确信息并正确回答提问。

信息速查

术前接受过充分宣教的患者术后的依从性更好，术后恢复也更容易。患者的家庭成员以及亲密朋友对于术后康复也有一定的辅助作用，也应该参与术前宣教。

术前用药

患者应了解每一种术前用药的使用原因。尤其是那些在手术当天从家中入院的患者,更要了解他们应服用哪些药物、手术前应停用哪些药物。为了在手术前尽量降低心肌缺血的风险,硝酸盐、β-受体阻滞剂和他汀类药物需一直服用到手术当天。β-受体阻滞剂已被证明可以降低死亡率和预防房颤,除非患者有严重的心动过缓或低血压,否则应在手术后24小时内开始使用(Hillis等,2011)。氯吡格雷(波立维)和替格瑞洛(倍林达)应在手术前至少停用5天,普拉格雷(Effient)应在手术前至少停用7天(Hillis等,2011)。服用上述某种抗血小板药物并接受手术的患者,在手术期间失血会更多,会需要更多的血液制品。应该告知择期手术的患者在手术前几天停用阿司匹林。但对于那些患有急性冠状动脉综合征或心肌缺血的患者,需要服用阿司匹林直至手术当天。口服降糖药和长效胰岛素通常应在手术当天停用。在手术前和手术期间,无法生成内源性胰岛素的患者(1型糖尿病患者)必须给予基础胰岛素(长效胰岛素或胰岛素输注)治疗。应要求患者在手术前几周停用各种草药补充剂。

临床警示!

护士在帮助患者了解服用哪些药物方面发挥着重要作用。护士自己首先应该很好地理解药物及其使用原因,这样才能对患者进行正确的教育。由于护士们所处的独特位置,他们还能够发现医嘱的纰漏,并对异常的医嘱向医生质疑。

预防感染

术后感染可能会是非常严重甚至致命的并发症。浅表伤口感染的死亡率为10%，胸骨深部伤口感染的死亡率为47%（Hillis等，2011）。术前应采取若干措施来预防术后感染。在几个关键时刻，比如手术前一天和术晨，要求患者使用抗菌肥皂，如氯己定，进行淋浴。也可以使用氯己定预处理的湿巾（如果使用湿巾，应指导患者先进行淋浴，然后再使用湿巾，不要冲洗）。卧床或无法淋浴的患者应由医务人员进行数次抗菌擦洗。

应去除胸部和其他计划切口的部位（前胸从下巴到腹股沟；如果要取静脉，则要包括下肢；如果要取桡动脉，则包含前臂）的毛发。对待毛发，应采用修剪的方式，而不是刮掉，以防止在皮肤造成小划痕和伤口，增加感染的风险（Hillis等，2011）。患者在手术前应使用含氯己定的抗菌漱口水漱口，以减少口腔中的细菌数量，从而降低呼吸机相关性肺炎的发病率。鼻腔中携带有金黄色葡萄球菌的患者，无论这些金黄色葡萄球菌对甲氧西林是耐药还是敏感，在鼻腔内应用莫匹罗星都可降低院内金黄色葡萄球菌的感染率（Hillis等，2011）。手术前即刻（切皮前1小时内）给予患者一种或多种广谱抗生素以预防感染。直至术后24~48小时，都要继续间断应用抗生素。

护理提示

要让患者了解到感染的风险以及预防感染的每一步措施。对于那些能自行完成抗菌淋浴的患者,应清楚地告知他们,为什么要进行抗菌淋浴以及如何进行抗菌淋浴。如果他们手术前是在家淋浴,则应向他们提供书面的说明。

信息速查

术后感染会延长患者的住院时间,引起患者疼痛和痛苦,甚至导致患者死亡。对于术后感染的预防工作,应给予格外的关注。

手术前需要监护的患者

有时广泛病变或心源性休克的患者在手术前需要在急诊室或ICU进行护理。有严重左冠状动脉主干病变、心功能极差或近期有MI并导致心源性休克的患者,可能需要在手术前放置主动脉内球囊反搏(IABP)。此外,在高危患者(再次冠状动脉旁路移植术、左心室射血分数低于30%或左冠状动脉主干病变的CAD患者)中应用IABP已被证明可以降低死亡率(Hillis等,2011)。IABP是通过股动脉将一个球囊置入主动脉,球囊位于肾动脉和主动脉弓之间。在舒张期,球囊充气,将血液推向心脏。这一过程可以将血液送入冠状动脉,增加冠状动脉的血流灌注。在收缩期,球囊放气,从左心室抽取血液来填充球囊放气后留下的真空。这一过程可以有效降低后负荷,辅助左心室,使之在手术前得到休息(图3.1)。

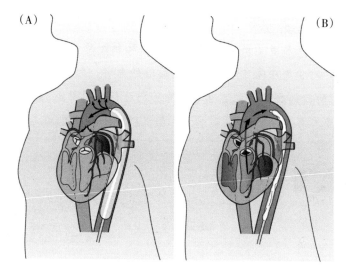

(A)　　　　　　　　　　　　　　　　(B)

图3.1　主动脉内球囊反搏。(A)充气。(B)放气。

　　由于病情危重或不稳定,那些手术前需要 IABP 或血管升压药(或两者)来维持心功能和血压的患者,发生手术并发症的风险要高得多。

　　重度主动脉狭窄合并 CAD 的患者有很高的猝死风险,术前通常需要住院。对这些患者而言,监测血压的变化非常重要。由于主动脉瓣开口很小,左心室需要用力收缩,才能维持心输出量(CO)。如果左心室充盈减少,CO 就会随之下降。由于主动脉瓣的直径是固定的,心脏是无法对 CO 的减少进行代偿的。

临床警示！

对于重度主动脉狭窄患者,血压下降可能是致命的。在服用可能使收缩压降至90mmHg以下的药物时应格外谨慎,最好让这些患者卧床休息,以避免直立性低血压。

护理提示

重度主动脉狭窄的患者需要仔细地监测以避免低血压。在服用可能导致血压下降的药物时应谨慎。应避免脱水,否则可能会导致低血压。当这些患者禁食(NPO)后,应由医生开具补液医嘱,进行静脉输液。重度主动脉狭窄和CAD的患者决不允许洗热水澡(例如,为手术准备),因为热水引起的血管扩张会导致血压下降,造成危险。

信息速查

只要可能,患者就应接受充分的宣教和适合的检查,以完善手术准备。应采取一切可能的措施预防感染和其他术后并发症。

参考文献

1. Hillis, L. D., Smith, P. K., Anderson, J. L., Bittl, J. A., Bridges C. R., Byrne J. G., ... Winniford, M. D. (2011). 2011 ACCF/AHA guideline for coronary artery bypass graft surgery: A report of the American College of Cardiology Foundation/American Heart Association Task Force on Practice Guidelines. *Journal of the American College of Cardiology, 58,* e123–e210. doi:10.1016/j.jacc.2011.08.009.

第4章

体外循环

世界上第一台心脏手术,是1953年在体外循环(CPB)[①]的辅助下完成的。从那时起,CPB已经应用于成千上万的心脏手术之中,同时,这项技术也在持续发展。虽然一些心脏手术可以不使用CPB(非体外循环)进行,但大多数手术还是不得不借助CPB的辅助(Marullo等,2015)。即使使用目前的技术,借助CPB进行手术的患者也面临一些潜在的并发症。关注CPB对身体的影响,并注意这些并发症,是非常重要的。

在本章中,你将了解到:

1. 心脏手术期间进行CPB的目的

2. CPB对患者的影响

3. 与CPB相关的潜在并发症

[①] 译者注:Cardiopulmonary Bypass,严格意义上是"心肺转流"的意思,但国内约定俗成地翻译为"体外循环"。实际上,体外循环的英文是"Extracorporeal Circulation",缩写为ECC。在心血管外科,一般情况下,这两个词的区别不大。

体外循环机

体外循环机是一系列由人造管路连接的腔室组成，类似于用于静脉输液的管子。这些管路通常由生物相容性材料制造而成，并可能涂有肝素等物质，以使其更具生物相容性。血液通过重力排入储血罐，然后在流经另一个容器时被加上氧气。滚轴泵或离心泵是用来为血液通过机器提供动力的。在血液回到体内之前，血液会通过微栓滤器来清除各种血凝块或细小的颗粒物质。此外，血液在体外循环机器中流动时也可以被加热或冷却，以帮助获得轻度的低温或实现复温的目的（图4.1）。

CPB是由灌注师/灌注医生来完成管路的准备和管理的，他们都经过了专门的训练。在给患者进行CPB之前，灌注师要给机器预充平衡电解质溶液。成人CPB的运行需要多达2000mL的液体，当患者的血液与液体混合后，会导致血液被稀释。一般来说，在电解质溶液中加入白蛋白是为了将血液稀释的影响降到最低，但这仍然会导致血细胞比容的降低。有时可以用患者自己的血液来取代预充液（称为逆行自体血预充），在一定程度上减少了血液稀释。这可以减少手术后对输血的需求，但也可能会导致手术中低血压的问题（Moorjani，Ohri和Wechsler，2014）。

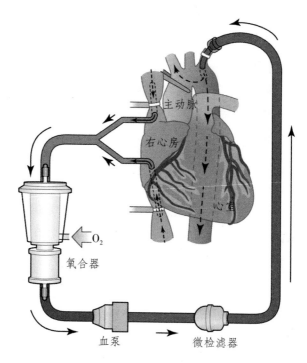

主动脉

右心房

心室

O_2

氧合器

血泵

微检滤器

图4.1 体外循环管路。

接受CPB的患者通常会经历血液稀释和相应的血细胞比容下降。这在临床上有重要的意义,尤其是手术前有贫血的患者,这一点尤为重要。

体外循环的建立

患者进入手术室后,会先进行外周动脉置管、放置肺动脉导管,用于血流动力学的监测。诱导麻醉后,会为患者进行气管插管。常规暴露手术切口并保证心脏的充分显露,在心脏上进行插管,以确保CPB的顺利进行。必须给患者应用抗凝剂,以防止在CPB管路中形成血凝块。除非患者最近曾经发生过肝素诱导的血小板减少症(HIT),一种肝素免疫反应,否则一般都是使用肝素抗凝。应用肝素,使活化凝血时间(ACT)达到480秒以上。具体所需的ACT时间,取决于手术的复杂程度和外科医生的偏好。

体外循环置管

要为患者建立CPB,首先需要进行插管操作。一根比较粗的引流管通过右心耳或右心房壁上的切口插入右心房——这是静脉插管,将通过重力将血液引入体外循环机。另一根插管则需置入升主动脉,如果升主动脉钙化或由于其他原因不能使用,则要将该管路留置在股动脉或腋动脉上。血液通过动脉插管从体外循环机返回患者体内。

管路插好后,体外循环机就开始慢慢地将血液从患者体内引出。注意监测患者的生命体征并检查插管的位置情况。在确认管路引流通畅、体外循环机给血液充氧正常的情况下,阻断升主动脉。主动脉可以用传统的阻断钳夹住,也可以用在主动脉内放置的导管末端的球囊阻断。此时,使用心脏停搏液使心脏停止跳动,肺部放气,手术就可以进行了。

信息速查

在手术过程中,肺部会放气,为心脏手术操作腾出空间。当手术结束,肺部再次充气时,脆弱的肺组织可能会出现细小的裂隙,导致术后出现胸腔积液、肺不张和轻微的空气泄漏。

心脏停搏液

将浓缩的电解质溶液(心脏停搏液)注入心脏,引起心脏停搏。这种溶液要么通过放置于主动脉根部的灌注针(心脏停搏液向前灌注到冠状动脉中——称为顺行灌注),要么通过冠状窦中的导管(心脏停搏液反向灌注到冠状静脉中——称为逆行灌注)灌注。灌注停搏液可以在手术过程中重复多次,以确保心脏在手术过程中不会跳动。如果主动脉是用腔内球囊阻断的,也可以通过球囊的导管注入心脏停搏液。

心脏停搏液有如下几种作用。它能够使心肌保持静止状态,使手术更容易完成;还大大降低了心肌的代谢需求和对氧气的需求,减少了手术期间的心肌缺血并发症。

体外循环过程

患者的血液通过CPB被充入氧气,故机械通气停止,肺部放气,有助于更好地显露手术的视野,便于外科医生更好地在心脏上进行操作。在此期间,氧合由灌注师控制,而不是由麻醉师控制。此外,患者在CPB转机期间必须保持足够的抗凝水平。

体外循环期间的血压管理

CPB使血压呈现一种平流状态:没有收缩期-舒张期的脉动血流。用于测量血压的动脉导线,记录的是平均动脉压(MAP),而非收缩压或舒张压。在CPB期间,重要的是保持足够高的MAP来保证大脑、肾脏和其他器官的灌注。灌注师与麻醉师合作,将压力保持在60~80mmHg之间。如果患者先前存在肾功能不全,CPB期间的MAP将保持在接近80mmHg的水平。肾脏对低血压特别敏感,无法像其他器官一样耐受CPB的非搏动性血流。同样,如果已知患者有颈动脉或大脑动脉的动脉粥样硬化,在手术期间也需要保持更高的MAP保证大脑的灌注。

凝血功能障碍

CPB可能会在手术中和术后引起出血或凝血问题。尽管CPB使用的管路在生物相容性方面已经取得了很大进展,但血液与这些异物接触时仍会发生反应。血小板被激活增加了患者凝血的风险。这就是为什么在CPB中,抗凝是必不可少的原因。当血液与体外循环机的预充液混合后,血小板和凝血因子就会被稀释。此外,血小板在被体外循环机的泵挤压时可能遭受破坏。这一点在手术后变得非常重要,因为此时患者出血的风险很高。

体外循环的全身性炎症反应

当患者的血液接触到体外循环机的部件时,会激活补体系统和其他几个促炎途径。由此引发的全身炎症反应,通常会持续到手术后数天。氧合器引起的机械损伤会导致炎症反应。动脉的内皮接触到由补体系统释放的炎症标志物,导致了内皮功能障碍。

此外,与手术区域和CPB氧合器相关的成分,包括红细胞碎片、血小板聚合体、纤维蛋白、脂肪和异物,可形成颗粒栓塞。大多数大栓子(大于$40\mu m$)被CPB回路中的微栓滤器移除,但较小的栓子可能阻塞毛细血管并导致缺血性细胞死亡。

全身性炎症反应和细胞死亡的共同作用导致毛细血管通透性增加(毛细血管渗漏)、血管舒张(可导致血压和全身血管阻力下降)、间质和外周水肿以及器官功能障碍。在一些患者中,器官功能障碍是亚临床的,但在炎症反应较强烈或功能储备较少的患者中,器官功能障碍可能具有临床意义(Moorjani等,2014)。患者转CPB的时间越长,器官受损的风险就越大。

> 术中低血压可能导致术后各种器官缺血和衰竭。转CPB的患者经常会出现凝血功能障碍,导致他们在手术后出血的风险很高。CPB引起全身性炎症反应,可能导致水肿和器官损伤。

脱离体外循环

在心脏复跳之前,外科医生会仔细检查并清除心腔内可能存在的所有空气。如有必要,会通过心外膜缝合起搏导线,应用临时起搏器带动心脏。如果需要的话,给予正性肌力药物或升压药,以便心脏能够提供人体需要的心输出量。一旦患者准备好脱离CPB,来自体外循环机的流量将逐渐减少,紧接着将拔除心脏上的插管。然后对插管的位置进行必要的处理。

逆转抗凝的过程(中和)

在手术结束时,CPB插管拔除之前,使用鱼精蛋白逆转抗凝。鱼精蛋白通过与肝素分子结合而使肝素失效,从而逆转肝素的作用。肝素在血液中的存留时间比鱼精蛋白长,因此,可能会看到肝素反弹的抗凝作用。

如果鱼精蛋白应用速度过快,可能会发生严重的低血压。此外,在一些罕见的情况下,患者可能会对鱼精蛋白产生反应,可能表现为肺动脉压升高、低血压和过敏反应。高危患者包括以前进行过CBP的患者、接受过含鱼精蛋白的胰岛素(中性鱼精蛋白锌胰岛素,一种中效胰岛素)治疗的糖尿病患者、对鱼过敏的患者(鱼精蛋白取自鱼的精液),以及做过输精管结扎术或不育的男性(体内可能有鱼精蛋白抗体)。多次应用鱼精蛋白的患者也有风险。对鱼精蛋白有反应的患者应进行对症治疗,不应再次给予鱼精蛋白。

信息速查

手术后,应当注意监测患者的鱼精蛋白反应。如果能够及时发现和治疗,这种潜在的危及生命的并发症可能不会那么严重。

信息速查

尽管人们已经通过各种努力,减少了CPB的不良反应,但它依然有可能导致各种器官缺血,也依然会引起炎症反应。患者转CPB的时间越长,器官受损的风险就越大。

参考文献

1. Marullo, A. G. M., Irace, F. G., Vitulli, P., Peruzzi, M., Rose, D., D'Ascoli, R., … Greco, E. (2015). Recent developments in minimally invasive cardiac surgery: Evolution or revolution? *BioMed Research International, 2015,* 483025. doi:10.1155/2015/483025.
2. Moorjani, N., Ohri, S. K., & Wechsler, A. S. (Eds.). (2014). *Cardiac surgery: Recent advances and techniques.* Boca Raton, FL: CRC Press.

第 **5** 章

冠状动脉旁路移植术

随着基于导管操作的技术,如血管成形术和支架植入术的不断改进,越来越多的患者在心脏导管室接受治疗,而不是被送去接受心脏手术。一些患者可能会反复接受介入治疗,这样心脏手术就可能会延迟数年再进行。然而,冠状动脉旁路移植术(CABG,又称冠状动脉搭桥术)仍然是冠状动脉疾病的主要治疗方法。通过接受CABG手术,患者可以缓解心绞痛的症状,并提高生存率。

在本章中,你将了解到:

1. CABG中如何显露心脏

2. 可能会用到的桥血管材料以及如何获取这些血管

3. 可能导致手术后潜在并发症的外科技术

显露心脏

外科医生显露心脏的传统路径,是在胸部中间进行切开(胸骨正中切口)。胸骨必须用电锯劈开,随后使用牵引器撑开胸骨以显露胸腔。如第4章中所述,为患者建立CPB,并使用浓缩的电解质溶液(心脏停搏液)使心脏停搏。在大多数情况下,肺都会放气,以便让外科医生有更大的操作空间。

桥血管材料

作为CABG的桥血管材料,必须满足一定的标准。从体内取出这支血管,不能影响人体的血液循环;它应该足够长,能够从主动脉连接到冠状动脉;而且它的直径必须与冠状动脉相匹配。乳内动脉(IMA)已成为CABG的首选材料。其他可供选择的桥血管材料还包括桡动脉和大隐静脉。动脉作为桥血管的优点是保持通畅的时间要长于大隐静脉。另一方面,由于动脉壁中存在平滑肌层,所以动脉桥比静脉桥更容易发生痉挛(Al-Sabti等,2013;Dreifaldt等,2013)。

隐静脉

隐静脉通常采用内镜(经小切口置入一个小摄像头)或间断小切口(一系列的小切口,中间有皮肤相连)获取。与完全切口获取静脉相比,这些方法能够减轻术后疼痛、减轻下肢水肿,并加快伤口的愈合。然而,对于不适合采用这些技术的患者,需要使用长切口来获取静脉。像所有的静脉一样,隐静脉内也有静脉瓣,能够保持血液流向心脏。当隐静脉被用作桥血管时,要么必须把静脉瓣切除,要么必须将其方向调转后使用,以便它们不会阻碍血管中的血液流动。当使用隐静脉移植物(SVG)作为桥血管时,外科医生将一端缝合到主动脉,另一端缝合到冠状动脉闭塞部位的远端(图5.1)。

切除隐静脉会使患者更容易出现下肢水肿,而水肿则可能会延迟伤口愈合的时间,增加感染的风险。

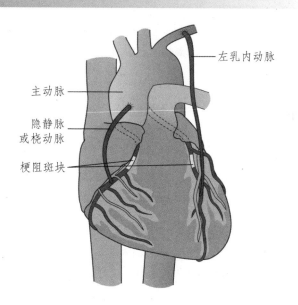

左乳内动脉

主动脉

隐静脉
或桡动脉

梗阻斑块

图 5.1 搭桥手术。图中的大隐静脉或桡动脉桥血管,近端缝合在主动脉上,远端与闭塞血管远端的右冠状动脉吻合。图中左乳内动脉在近端仍与锁骨下动脉相连,远端吻合在左前降支上。

乳内动脉

IMA 发自锁骨下动脉,沿左右两侧胸壁下行。双侧的IMA 都具有良好的远期通畅率。左乳内动脉(LIMA)最常用于左前降支(LAD)动脉的搭桥。右乳内动脉(RIMA)可用于右冠状动脉(RCA)的搭桥。要使用IMA,需要外科医生小心地将动脉的远端从胸壁上分离下来,并将其缝合到冠状动脉闭塞部位的远端(见图5.1)。对动脉的操作应尽可能轻柔,从而降低桥血管发生痉挛的概率。

　　由于具有良好的远期通畅率,IMA是外科医生的首选桥血管。然而,使用IMA可能会增加胸骨感染的风险,特别是在有其他危险因素,同时使用双侧IMA的患者中。

桡动脉

　　桡动脉取自右手或左手的腕部。在获取桡动脉之前,要进行艾伦试验,以确保尺动脉通畅,能够保证手部的供血(表5.1)。如果确定切除桡动脉后手部会出现供血障碍,就需要考虑采用其他的桥血管材料。桡动脉通常取自非优势手臂,但如果需要,也可以使用优势臂一侧的桡动脉。

　　桡动脉特别容易发生痉挛。无论是通过开放切口的方法,还是通过内镜的方法,都必须小心地获取。动脉离体后,应将其浸泡在特殊的溶液中以减少痉挛。然后,一端缝合到主动脉,另一端缝合到梗阻部位远端的冠状动脉(见图5.1)。为了防止桡动脉桥的痉挛,静脉注射硝酸甘油(Tridil)或地尔

表5.1　艾伦试验:在获取桡动脉前判断尺动脉是否通畅

1. 通过触诊定位桡动脉和尺动脉,同时压迫桡动脉和尺动脉

2. 要求患者紧握和松开相应的手10次,同时保持对两个动脉的压迫。此时这只手应该看起来很苍白

3. 解除对尺动脉的压迫,计算手掌、拇指和甲床恢复红润需要多长时间

4. 如果手掌恢复红润的时间超过6秒,则提示尺动脉受损,这只手的桡动脉不能用作桥血管

硫䓬（Cardizem）。这一治疗需一直持续到患者可以口服抗痉挛药物为止。口服药物持续几个月，直到桡动脉桥痉挛的风险消失。

> 如果桡动脉被用作桥血管，通常需要口服硝酸甘油（Tridil）或地尔硫䓬（Cardizem）几个月，以降低桥血管痉挛的风险。

外科标记

有些外科医生会在胸部（桥血管上）放置金属夹或金属环来标记桥血管的位置。如果患者将来因胸痛返院，这些在 X 线和荧光透视图像上可见的标志物可以帮助导管室的心脏病专家找到桥血管，以便注射造影剂及确定桥血管的通畅性。

关胸

搭桥手术完成后，外科医生会在纵隔腔和胸膜腔中放置胸管，以引流出可能累积的血液或液体。心脏表面会放置心外膜起搏导线。通常，这几根起搏导线会放置在心房、心室的心脏前表面。起搏导线的另一端是针状的，穿出胸壁后连接到临时起搏器上。关胸前必须确保充分膨肺、心脏复跳、血流动力学指标稳定。移除胸骨牵开器，用钢丝闭合胸骨。在骨骼愈合之前，这些钢丝将帮助胸骨维持其稳定性。牢固固定胸骨后，逐层缝合皮下组织。在切口上放置无菌敷料，准备将患者转运到 ICU。

信息速查

了解手术中使用了哪些桥血管很重要，因为这可能会改变术后患者的护理计划。如果使用 SVG，那么术后相应下肢的疼痛和水肿可能是一个问题。如果使用了桡动脉，则患者必须在术后服用药物以防止桥血管痉挛。

参考文献

1. Al-Sabti, H. A., Kindi, A. A., Al-Rasadi, K., Banerjee, Y., Al-Hashmi, K., & Al-Hinai, A. (2013). Saphenous vein graft vs. radial artery graft: Searching for the best second coronary artery bypass graft. *Journal of the Saudi Heart Association, 25*, 247–254. doi:10.1016/j.jsha.2013.06.001.

2. Dreifaldt, M., Mannion, J. D., Bodin, L., Olsson, H., Zagozdzon, L., & Souza, D. (2013). The no-touch saphenous vein as the preferred second conduit for coronary artery bypass grafting. *Annals of Thoracic Surgery, 96*, 105–111. doi:10.1016/j.athoracsur.2013.01.102.

第6章

瓣膜手术

　　4个心脏瓣膜的功能是维持血液在体内向前流动。每个瓣膜都应该能够充分开放，以便让血液快速通过，关闭得足够严密，以防止血液反流。当一个或多个瓣膜以上某种功能异常时，就可能会对患者造成严重影响（参见第1章）。不少患者需要接受手术修复或替换心脏瓣膜。这类手术可能是单独进行的（单纯瓣膜手术），或与CABG（参见第5章）或其他治疗（参见第7章）联合进行。很多时候，与单纯接受手术治疗CAD的患者相比，瓣膜病患者可能有更多的并发症。

在本章，你将了解到：

1. 影响选择生物瓣膜或机械瓣膜的因素

2. 为什么有些瓣膜可以修复，有些则需要更换

3. 瓣膜手术的术后影响

瓣膜手术

瓣膜手术是真正的心内直视手术。外科医生不仅必须打开胸腔并显露心脏(参见第5章),而且还必须切开心脏来对瓣膜进行操作。这类手术比单纯的CABG用时更长、操作更复杂,患者发生各种并发症的风险也更高。由于在显露瓣膜时需要切开心房组织,所以接受瓣膜手术的患者术后发生房颤的风险要高得多。有关房颤的更多知识,请参见第7章和第13章。术后还可能出现心肌水肿,并因此延长患者的恢复时间。

生物瓣膜与机械瓣膜

条件允许的情况下,应该在手术前决定选择生物瓣膜还是机械瓣膜。这一选择受到很多因素的影响,是由外科医生和患者共同决定的。在做决定时,应考虑患者的偏好、年龄、生活方式、职业和娱乐性活动等因素。

生物瓣膜

生物瓣膜可以由猪、牛或人(同种瓣膜)的组织制成。大多数植入的生物瓣膜是猪或牛的,除了生物组织之外,通常还有一些人造构件。对于一些不需要长期抗凝治疗,或者存在抗凝禁忌的患者,生物瓣膜是理想的选择。传统的生物瓣膜不如机械瓣膜耐用,因此其并非年轻患者的最佳选择。然而,随着技术的进步,已经有了可以使用20年的生物瓣膜。

机械瓣膜

机械瓣膜完全由人造材料构成,如金属合金、碳基材料和涤纶。机械瓣膜有几种不同的类型。由于可长期使用,所以对于需要换瓣的年轻患者来说,机械瓣膜可能是一个很好的选择。但机械瓣膜上容易形成血凝块,所以从植入了瓣膜的那一刻起,患者就需要开始进行抗凝治疗了。对于老年人、不能耐受抗凝治疗的患者以及进行高创伤风险活动(运动、职业)的患者,机械瓣膜并非一个理想的选择。

信息速查

生物瓣膜无须长期抗凝治疗,但耐久性不如机械瓣膜。机械瓣膜非常耐用,但需要终身抗凝治疗,以防止瓣膜上形成血凝块。

瓣膜置换或修复

需要瓣膜手术的患者可能会进行瓣膜修复或瓣膜置换。只要有可能,最好是修复患者自己的瓣膜,而不是行瓣膜置换。自身的瓣膜寿命更长、并发症更少。更换瓣膜更为复杂,可能涉及精确测量并确切缝合新的瓣膜,以及重新连接或修复腱索。修复或更换瓣膜的选择取决于所涉及的瓣膜,以及影响瓣膜的疾病的程度和类型(Nishimura等,2014,2017)。

主动脉瓣狭窄

合并AS的患者需要使用生物瓣膜或机械瓣膜行瓣膜置换术。狭窄的主动脉瓣是无法修复的。由于冠状动脉起源于主动脉瓣正上方的主动脉,故主动脉瓣置换术相对难度更高。外科医生必须非常谨慎,以确保手术时不会影响冠状动脉,或者必须同期将冠状动脉移植到更好的位置上。

一些年龄在50岁以下的主动脉瓣狭窄患者可能会接受Ross手术。该术式包括切除主动脉瓣,将患者自己的肺动脉瓣移植到主动脉瓣位置,并用同种异体瓣膜(人类生物瓣膜)替换肺动脉瓣。之所以可以这样设计,是因为主动脉瓣和肺动脉瓣都是三叶瓣(图6.1)。该手术使用患者自己的健康瓣膜代替狭窄的主动脉瓣,耐久性良好。而且由于肺动脉瓣所承受的压力比主动脉瓣低得多,替代肺动脉瓣的同种瓣膜也可以长期使用。这种手术耗时长且复杂,但与用生物瓣膜替换主动脉瓣相比,这是一个更长效的解决方案,并且避免了用机械瓣膜替换主动脉瓣时所需的抗凝治疗。

主动脉瓣关闭不全

AI患者与AS患者有相同的置换选择。主动脉瓣受累的心内膜炎患者,可以受益于同种异体瓣膜(人类生物瓣膜),因为在新瓣膜中发生心内膜炎的风险较低。此外,AI有时也可以进行修复。如果合并主动脉瘤(主动脉增宽),瓣膜和主动脉的病变部分可以用连接到筒状人工血管的瓣膜替换。这条人工血管是用来替换扩张的主动脉的。人工血管缝合完成后,外科医生需要将冠状动脉重新植入到人工血管上(图6.2)。

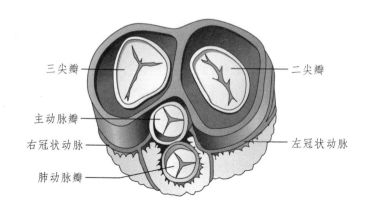

三尖瓣

二尖瓣

主动脉瓣

右冠状动脉

左冠状动脉

肺动脉瓣

图6.1 心脏瓣膜的外观与结构。

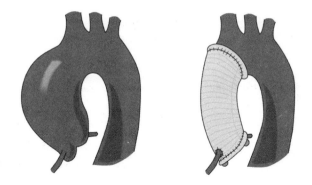

图6.2 主动脉瓣和主动脉近端的置换。

信息速查

　　AS无法修复，必须更换瓣膜。在发生AI时，可以修复或替换瓣膜。

二尖瓣狭窄

对于 MS,如果瓣叶存在钙化或纤维化,则必须用生物瓣膜或机械瓣膜替换瓣膜。在某些情况下,这些瓣叶仍然具有功能,但已经融合在一起。关闭时瓣叶接触的区域称为交界处。有时瘢痕组织会沿着这条线生长,阻止瓣叶开放。如果是这种情况,可以沿着这条线切开交界,让瓣叶打开来实现修复瓣膜的目的。这一过程被称为交界切开术。

二尖瓣反流

在二尖瓣反流中,90%的病例可以进行修复,是首选的治疗方式。如果反流是由瓣环扩张导致瓣叶无法闭合,可以在瓣膜开口周围缝合一个称为成形环的硬环,以支撑瓣膜并使开口变小。有时仅这一操作就足以修复反流。如果瓣叶增大或损坏,也可以对瓣叶进行修复。其中一个瓣叶的一小部分可以被切除,以使瓣叶能够更好地闭合。腱索可以被替换或转移到更好的位置,以改善瓣膜的功能。有时候这些技术联合起来用于瓣膜的修复。如果反流的瓣膜无法进行修复,可以将二尖瓣替换为生物瓣膜或机械瓣膜。

信息速查

二尖瓣病变应该尽可能地修复。90%的二尖瓣关闭不全和部分 MS 是可以修复的。

三尖瓣

三尖瓣狭窄很少见。在这些情况下,瓣膜可以通过交界切开进行修复,或者用生物瓣膜或机械瓣膜替换。有时候三尖瓣反流是二尖瓣病变的结果。这种关系可能是多种因素作用的结果,但很有可能是由二尖瓣疾病导致的左心房压力升高引起的。这种压力可能导致肺动脉高压,从而导致右心室需要更努力地"工作",将血液泵入肺部。薄壁的右心室会随着这种做功的增加变得肥大起来,并导致三尖瓣环(直径)扩张,发生反流(Shiran 和 Sagie,2009)。

房室(AV)结和希氏束紧挨着三尖瓣。外科医生操作时必须非常小心,以免损伤此处的传导系统。三尖瓣修复或置换的患者术后容易出现心脏传导阻滞和新的束支传导阻滞。

信息速查

护士应该知道患者的哪个瓣膜受到了累及,以及是否进行了修复或置换。患者护理的含义包括对患者进行手术教育,关注房颤和其他心律失常(尤其是心脏传导阻滞),以及接受机械瓣膜置换术患者的抗凝治疗。

经皮瓣膜手术

随着经皮导管介入技术在恢复冠状动脉血流方面取得成功,人们对采用微创技术对心内其他结构进行修复和替换越来越感兴趣。最值得注意的是,对于手术风险较高的患者,用介入方法修复和替换瓣膜已成为一种可行的选择。对于有中低手术并发症风险,或需要多种干预(瓣膜修复和冠状动脉血管重建)的患者,手术修复仍然是最佳选择。

经导管主动脉瓣置换术

一些主动脉瓣疾病患者在主动脉瓣手术后出现严重并发症的风险会明显增加。高龄、主动脉钙化或其他共存疾病,都可能会升高心脏直视手术的风险。具有中、高度并发症风险的患者可以采用经导管主动脉瓣置换术(TAVR),这是一种创伤较小的主动脉瓣手术。2011—2014年,全球进行了超过2.6万例的TAVR手术,其中约2/3的患者年龄在80岁或以上(Benjamin等,2017年)。TAVR的主要结构是安装在支架上的生物瓣膜。该支架瓣膜被放置在导管上的球囊外。调整导管的位置,使球囊位于主动脉瓣内(图6.3A)。球囊充气,在病变主动脉瓣内扩张支架(图6.3B)。病变的瓣膜被向外推开,支架内的瓣膜开始发挥功能(图6.3C)。

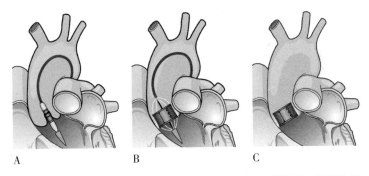

A   B   C

图6.3 经导管主动脉瓣膜置换手术。(A)将支架瓣膜放置在导管上的球囊外;导管与球囊一起定位至主动脉瓣内。(B)球囊充气。(C)病变瓣膜被向外推开,瓣膜在支架内开始发挥功能。

MitraClip

　　MitraClip手术适用于药物治疗无效、病情严重、症状明显，但手术并发症风险较高，不适于外科手术的二尖瓣反流患者。MitraClip是一种经皮植入的夹子，可以减少二尖瓣的反流量。在严重的二尖瓣反流病例中，瓣叶可能比较柔弱，当血液流经瓣膜时，瓣叶会来回扑动，导致血液从左心室回流（反流）到左心房。MitraClip手术使用一个像晾衣夹一样的夹子，将前后瓣叶夹在一起（图6.4）。虽然MitraClip设备不如手术修复的效果好，但其安全性已经得到了证明，并且可以让高危患者避免接受心脏直视手术。而且MitraClip可以减轻二尖瓣反流的严重程度，改善症状，并可以改善随着时间的推移对左心室造成的损害。

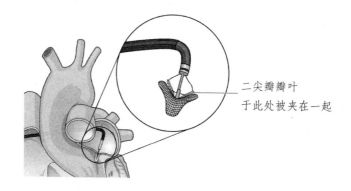

二尖瓣瓣叶
于此处被夹在一起

图6.4　MitraClip设备。经皮植入的夹子将瓣叶固定在一起，以防止血液从左心室反流到左心房。

参考文献

1. Benjamin, E. J., Blaha, M. J., Chiuve, S. E., Cushman, M., Das, S. R., Deo, R., ... Muntner, P. (2017). Heart disease and stroke statistics—2017 update: A report from the American Heart Association. *Circulation, 135,* e146–e603. doi:10.1161/CIR.0000000000000485.
2. Nishimura, R. A., Otto, C. M., Bonnow, R. O., Carabello, B. A., Erwin, J. P., Fleisher, L. A., ... Thompson, A. (2017). 2017 AHA/ACC focused update of the 2014 AHA/ACC guideline for the management of patients with valvular heart disease: A report of the American College of Cardiology/American Heart Associate Task Force on Clinical Practice Guidelines. *Circulation, 135,* e1159–e1195. doi:10.1161/CIR.0000000000000503.
3. Nishimura, R. A., Otto, C. M., Bonnow, R. O., Carabello, B. A., Erwin, J. P., Guyton, R. A., ... Thomas, J. D. (2014). 2014 AHA/ACC guideline for the management of patients with valvular heart disease: A report of the American College of Cardiology/American Heart Associate Task Force on Clinical Practice Guidelines. *Journal of the American College of Cardiology, 63,* e57–e185. doi:10.1016/j.jacc.2014.02.536.
4. Shiran, A., & Sagie, A. (2009). Tricuspid regurgitation in mitral valve disease: Incidence, prognostic implications, mechanism, and management. *Journal of the American College of Cardiology, 53,* 401–408. doi:10.1016/j.jacc.2008.09.048.

第 **7** 章

其他外科治疗

除了CABG和瓣膜手术之外,心血管外科医生还可以进行多种外科治疗。这些手术可以单独进行或与其他操作联合进行。所有这些手术的目标是减少、减轻心脏手术后并发症,提高生活质量。

在本章,你将了解到:

1. 在手术室进行的房颤治疗

2. 患者在什么情况下,可能从经心肌血运重建术(TMR)中获益

3. 患者何种情况下会需要使用心室辅助装置

房颤的治疗

房颤

由于心房组织受到牵拉和刺激,许多瓣膜病患者在手术前会发生房颤。许多原本不存在房颤的患者由于手术引起的心房刺激、炎症或水肿而在手术后会发生这种并发症——对

于接受二尖瓣手术的患者尤其如此。

房颤是心房内不规则电活动和无规律去极化的结果。房颤可分为阵发性房颤（7天内自发开始和停止）、持续性房颤（7天内不能转复；可通过药物或复律转为窦性心律）或永久性房颤（存在1年以上；未尝试复律或复律失败）。阵发性房颤可能以不同的频率反复发作。

由于患者处于房颤状态，但心房不会收缩以将血液射入心室（称为心房强力收缩），因此心室充盈完全依靠被动的心房排空。由于心房搏动的丧失，心室肌纤维收缩减少，导致心室的收缩力下降、CO减少。这种CO的减少对于最近接受过心脏手术的患者尤其不利。此外，由于血液的滞留，心房内可能会形成血凝块，这些凝块可能会破裂，栓塞到大脑中的血管，并导致脑卒中。故房颤会使患者脑卒中的风险增加5倍。此外，右心房和左心房都有一个叫作心耳的盲端，该部位尤其容易形成血凝块。

信息速查

房颤可在心脏手术前或手术后发生，是心脏手术比较常见且严重的并发症。此外，房颤还会使脑卒中的风险明显升高。

房颤通常很难治疗。有一种治疗方法是通过在心房的组织内构建一条隔绝电信号的线来限制混乱的电活动。已经证实，在肺静脉周围构建这种隔绝线，对许多人的房颤治疗是有效的。这种治疗可以通过消融或迷宫手术来完成。对于房颤患者，选择何种治疗方法，取决于房颤的类型（阵发性、持续性或永久性）、患者的特点和治疗倾向（Woods、Froelicher、Motzer

和 Bridges，2010）。

消融术

心脏消融术是指对特定部位心肌组织进行破坏。坏死组织所在的区域会形成瘢痕组织，而瘢痕组织是不导电的。要产生这些坏死组织的瘢痕线，可以有几种方法。射频消融术是指使用高频电流将局部的组织加热到使心肌细胞坏死的程度。冷冻消融术是指利用极低的温度将细胞冷冻到膨胀并坏死的程度。无论采用哪种方式，都会形成一条由坏死组织构成的线，并将最终成为瘢痕组织，从而阻止电活动经这些线向外传播。射频消融术或冷冻消融术可以在开胸手术中进行，也可以在微创手术中进行（参见第8章）。

迷宫手术

迷宫手术虽然不再广泛应用，但仍可以作为二尖瓣手术的附加操作。它也可以与其他心脏手术联合进行或作为一个独立的手术进行。在二尖瓣手术前后，患者尤其容易发生房颤。在迷宫手术中，外科医生沿着心房中的特定路线进行切割，然后再把该位置重新缝合。随着组织的愈合，瘢痕组织形成，就会阻止电活动经这些线向外传播。迷宫手术会在左心房构建隔离肺静脉的瘢痕组织线（图7.1），有时也会在右心房进行切、缝。

信息速查

消融和迷宫手术都会在心房形成瘢痕组织线，通常侧重于对肺静脉的隔离。这些线路可以防止房颤特有的无序的电活动传播。

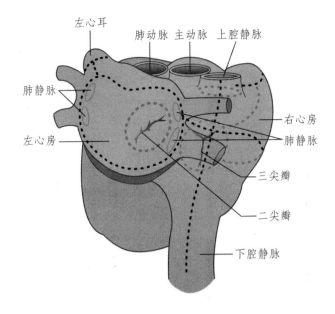

图7.1 迷宫手术中心房的切割线,可阻止与房颤相关的无序的电活动的传播。

切除心耳

　　当患者处于房颤状态时,心耳内经常会形成血凝块。左心耳的血凝块会导致栓塞并引发脑卒中。降低房颤患者脑卒中风险的方法之一是通过外科手术切除左心耳。该操作通常与迷宫手术联合完成。右心耳有时也会切除。

　　目前有几种装置可用于经皮闭合或隔离左心耳。有一种名为WATCHMAN的装置可以有效地封堵左心耳,降低脑卒中风险。LARIAT装置则是使用一个类似套索的环来围绕心耳的基底部,收紧后将心耳挤压闭合(January等,2014)。

经心肌血运重建术

并非心脏的每个区域都有可能进行血运重建(恢复血液供应)。另一方面,并不是每例需要给心脏重建血供的患者都能承受外科手术的打击。对于这些患者而言,能够重建血供、减轻症状可选的治疗方法为数并不多。一种可能的选择是TMR,它可以作为CABG手术的辅助手段。TMR是指用激光或CO_2在不能再血管化的区域的心肌组织上钻孔。这些空洞很快就会闭合,但由此产生的炎症反应会刺激新血管的生长(称为血管生成)。对于无法恢复全部心肌血供的特定患者,该治疗可能有助于缓解心绞痛(Hillis等,2011)。

信息速查

对于没有其他方法在心脏缺血区恢复血供的患者,可以进行TMR。

心室和循环辅助装置

急性心力衰竭或心源性休克的患者可能需要额外的机械支持来维持体内的血液循环。此外,一些患者的心室功能非常差,外科医生可能很难让他们脱离CPB。在这些情况下,可以使用经皮循环辅助设备来支持患者,直到心脏功能恢复到足以将足够的血液泵至全身为止。

主动脉内球囊反搏(IABP)可能有助于维持患者的心输出量,使其顺利脱离CPB或在手术后为患者提供短期循环支持(参见第3章)。IABP是一种低成本的装置,便于植入。在许多ICU中，IABP可能是唯一可用的机械辅助方式。IABP最常见的并发症是下肢缺血（Westaby，2014）。

左心室辅助

左心室辅助装置（LVAD）在给左心室减压（减少容量负荷）的同时为身体提供灌注。这种减压可以减少左心室的张力和氧气需求。要使LVAD正常工作，必须获取足够的容量（前负荷）。也就是说，必须有足够的血管内容量，且右心室必须功能良好。当插入LVAD时，在左心室[①]放置一根导管，将血液引入血泵。在血泵的作用下，这些血液回流到主动脉，以一定的压力为全身提供血供。

如有可能，应停用正性肌力药以降低心肌耗氧量。然而，一些患者由于血管扩张而出现休克，需要应用血管升压素来维持全身血压。此外，大多数设备都需要抗凝治疗，以防止在血泵或管路中形成血凝块。对于这些设备，活化凝血时间（ACT）应保持为75~200秒，如果流速短时间内有降低，则ACT需更长一些。在48小时的LVAD支持后，可以使用TEE评估在最低循环支持下的左心室功能。如果左心室正在改善，可能会停用LVAD支持，直到患者具备取出装置的条件为止。

右心室辅助

右心室衰竭的患者可能需要右心室的支持。右心室衰竭可以单独发生，但更常见的是并发于左心室衰竭。右心室衰

---

① 译者注：原文为"left atrium（左心房）"，实际上多数LVAD的流入道都是位于左心室的。

竭可能在放置LVAD后更加明显。有几种设备可以用于支持右心室。这些装置在右心房植入引流导管,在肺动脉植入回流的导管。要使设备正常工作,患者必须有足够的血管内容量和正常的左心室功能。

如果右心室衰竭与肺动脉高压有关,可以用吸入一氧化氮或依前列烯醇(Flolan)来降低肺动脉压,改善右心室辅助装置(RVAD)的功能,或为撤机提供辅助。RVAD对抗凝的要求和脱机评估与LVAD相似。

双心室辅助

心脏手术后,少数患者可能同时需要左心室和右心室的辅助。双心室辅助装置(BiVAD)可以同时对肺循环和体循环进行支持。BiVAD支持结合了LVAD和RVAD支持所使用的技术。对抗凝要求、对心脏功能改善以及停机可能性的评估要求,与LVAD类似。需要BiVAD支持的患者的总体生存率是大大降低的。

短期辅助与长期辅助

短期心室辅助装置用于对心室功能进行短期支持,直到患者自身的心脏功能恢复,并且该装置可以被拆除。常见的短期心室辅助装置包括Tandem Heart和Impella。使用这些设备的患者需要在ICU密切监护。

Tandem Heart心室辅助装置需要经股静脉中放置导管并将其送入右心房。随后,导管穿过房间隔进入左心房。血液从左心房引出,通过股动脉中的另一根导管以4L/min的流量返回身体。这可以减轻左心室的压力,改善血压和CO。右心室的支持可以通过颈静脉将导管插入右心房,同时可以通过股静脉进入肺动脉。在一篇报道中,117例患者使用Tandem Heart后,平均心脏指数从0.5L/(min·m²)上升到3L/(min·m²),收缩压从75mmHg上升到100mmHg。并发症包括胃肠出血、下肢缺血和脑卒中。偶有流入套管穿过房间隔返回右心房的情况,造成严重的缺氧,如果不纠正,可能在几分钟内致命(Westaby,2014)。

Impella装置通过股动脉插入,经过主动脉弓,通过主动脉瓣进入左心室。它通过将血液从左心室泵入主动脉来提供2.5L/min的流量。Impella可在体内留存长达1周。较大号的Impella可提供高达5L/min的流量,但必须经正中开胸或经股动脉或腋动脉切开,采用外科方式植入。该设备的局限性包括大体重的患者流量可能不足、使用时间短,以及移位到左心室外的可能性。在主动脉瓣不全或狭窄的患者,以及有机械主动脉瓣的患者,Impella是禁用的。与其他设备一样,也存在下肢缺血的风险(Westaby,2014)。循环支持装置在技术上已经取得了很多进步,现在有一些设备可以提供长期的循环支持。这些长期设备可用于心脏功能无法恢复的患者和潜在的心脏移植候选者。有些设备也用于治疗不适合心脏移植的患者。当以这种方式使用时,这种治疗被称为终末治疗。大多数长期设备的设计目的是支持心脏的循环功能,可以辅助左心室、右心室或双心室(图7.2)。

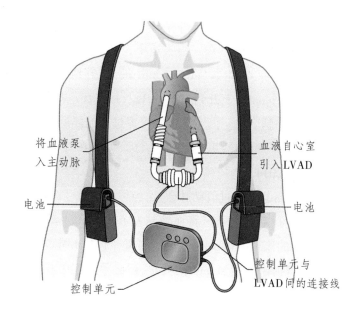

将血液泵
入主动脉

血液自心室
引入LVAD

电池

电池

控制单元与
LVAD间的连接线

控制单元

图7.2 长期植入的LVAD。

　　长期植入的LVAD包括一个植入患者胸腔的血泵,血泵有管路进出心脏;从患者胸壁引出的控制线;还有几个电池组可以为设备供电。泵的血流可以是脉动的,也可以是连续的。稳流的血泵更小、更耐用,但是在有稳流血泵的患者中,脉搏是摸不到的。必须就感染预防、电池使用和电池寿命,以及需要注意的体征和症状等主题提供广泛的患者教育(Hardin和Kaplow,2010)。

　　临床警示!

　　患者植入某些类型的LVAD后,脉搏将无法触及。这一信息应传达给所有提供医疗服务的工作人员,包括LVAD故障在内的各种医院应急预案都应齐全。

> 心脏不能维持循环或不能脱离CPB的患者,可以通过使用心室辅助装置获益。患者可能需要左心室、右心室或双心室支持。

体外膜肺氧合

体外膜肺氧合(ECMO)有时可以作为心室辅助装置的替代。ECMO也用于诸如严重肺水肿或急性呼吸窘迫综合征等患者肺部无法为血液提供氧合的情况。除了辅助心脏的泵血功能外,ECMO还代替肺为血液提供氧合。ECMO由膜式氧合器、离心泵、热交换器和肝素涂层的管路组成,与CPB机器非常相似。如果在心脏手术中及时发现需要ECMO,用于CPB的导管也可以用于ECMO(参见第4章)。如果CPB使用的管路已被撤除,可以在颈内静脉或股静脉置管进行静脉引流,在颈动脉或股动脉插管将氧合血输回体内。由于ECMO提供的是非搏动性血流,经常会放置IABP来改善冠状动脉的血流灌注。

当患者接受ECMO治疗时,为了保证有足够的流量,往往需要保持足够的前负荷,使用吸入一氧化氮或依前列醇(Flolan)治疗肺动脉高压。这些患者应避免抗凝[①]。肝素涂层的管路可防止血栓的形成。ECMO一般只能使用几天。如果2

[①] 译者注:作者参考的Bojar等所著《成人心脏外科围术期监护手册》(2011,第5版)提及ECMO应避免抗凝。但在该书第6版(2020年)中已更正为:心脏手术后……纵隔出血比较常见。虽然需要肝素来减少管路内血栓的形成和减少脑卒中的可能性,但肝素化通常在手术后立即停止,以减少纵隔出血。这对于一些常用的系统,如使用磁悬浮泵头CentriMag的ECMO来说是可以接受的,哪怕是使用凝血因子来纠正凝血障碍的时候。一旦出血得到控制,就应该开始使用肝素。

天后病情仍无改善,或患者出现神经系统损伤,则通常需要停止ECMO的辅助。如果5天内器官功能有所改善,患者可以脱离ECMO或改用长期的心室辅助装置。

在开始ECMO治疗前有多器官功能衰竭,或在ECMO辅助期间发展为肾衰竭并需要透析的患者,往往有很高的死亡率。在心脏手术后因心源性休克接受ECMO的患者中,有40%~50%的患者会在ECMO辅助期间死亡。即使剩下的人可以撤除ECMO,也只有大约50%的人能够存活到出院(Bojar,2011)。

信息速查

> ECMO可以用来给血液进行氧合,也可以对心脏的泵功能进行辅助。这些患者的死亡率非常高。

参考文献

1. Bojar, R. M. (2011). *Manual of perioperative care in adult cardiac surgery* (5th ed.). West Sussex, UK: Wiley-Blackwell.
2. Hardin, S. R., & Kaplow, R. (Eds.). (2010). *Cardiac surgery essentials for critical care nursing.* Sudbury, MA: Jones & Bartlett.
3. Hillis, L. D., Smith, P. K., Anderson, J. L., Bittl, J. A., Bridges, C. R., Byrne, J. G., … Winniford, M. D. (2011). 2011 ACCF/AHA guideline for coronary artery bypass graft surgery: A report of the American College of Cardiology Foundation/American Heart Associate Task Force on Practice Guidelines. *Circulation, 124,* e652–e735. doi:10.1161/CIR .0b013e31823c074e.
4. January, C. T., Wann, L. S., Albert, J. S., Calkins, H., Cigarroa, J. E., Cleveland, J. C., … Yancy, C. W. (2014). 2014 AHA/ACC/HRS guideline for the management of patients with atrial fibrillation: A report of the American College of Cardiology/American Heart Association Task Force on Practice Guidelines and the Heart Rhythm Society. *Journal of the American College of Cardiology, 64*(21), e1–e76. doi:10.1016/j. jacc.2014.03.022.

5. Westaby, S. (2014). Mechanical circulatory support. In N. Moorjani, S. K. Ohri, & A. Wechsler (Eds.), *Cardiac surgery: Recent advances and techniques* (pp. 161–184). Boca Raton, FL: CRC Press.
6. Woods, S. L., Froelicher, E. S. S., Motzer, S. U., & Bridges, E. J. (Eds.). (2010). *Cardiac nursing* (6th ed.). Philadelphia, PA: Wolters Kluwer/Lippincott Williams & Wilkins.

第 **8** 章

非体外循环手术和微创技术

> 多年来,人们一直致力于减少心脏手术的并发症、改善心脏手术的结果。还有一个推动因素是降低心脏手术的成本和住院时间。20世纪90年代中期,随着技术的进步,外科医生得以在跳动的心脏上实施CABG手术。而随着科技和外科手术技术的进步,外科医生已经可以在不使用胸部正中切口及利用内镜技术,或在机器人技术的协助下进行CABG和瓣膜手术。

在本章,你将了解到:

1. 心脏手术是如何在没有CPB的情况下进行的

2. 外科医生在进行微创手术时用到的一些技术和机器人设备

3. 微创手术可能会出现哪些并发症

非体外循环手术

在第4章中,我们已经讨论过心脏手术与CPB相关的并发症。为了减少这些并发症,外科技术不断发展,使得外科医生可以在心脏仍跳动的情况下不依靠CPB进行手术。这通常专指非体外循环冠状动脉搭桥手术(OPCAB)。此方法只能用于心脏表面进行操作;无法用于需要瓣膜手术或任何其他需要切开心脏进行手术的患者。

通过有策略地使用缝合线或特殊固定装置,外科医生可以搬动和固定心脏,以充分显露手术部位。桥血管的吻合方式在第5章中已经讨论过。OPCAB的特殊要求是手术部位要尽可能保持静止。当外科医生将桥血管缝合到冠状动脉上时,必须使用固定装置使该区域不动,而心脏的其余部分还会继续跳动。固定装置可以利用负压或按压来保持该区域的稳定,且不损伤心肌。即使已经固定了心脏,搭桥也比在心脏静止时更难操作。

当进行OPCAB时,灌注师与CPB设备需处于待命状态。如果出现无法控制的出血、无法及时矫治的心律失常或局部缺血,或摆放心脏时的血流动力学不稳定,则需要对患者进行体外循环辅助,在心脏停搏后完成手术。

多项研究表明,使用OPCAB可降低死亡率和输血需求。由于不使用CPB,该技术还可降低神经认知功能障碍、肾功能障碍和房颤的发生率。OPCAB可经胸部正中切口或结合其他微创技术进行。许多外科医生不再进行OPCAB手术,除非将该技术与微创手术相结合。还有一些人仅将此技术用于轻微冠状动脉疾病或需要避免CPB的高危患者。

通过避免CPB和在跳动的心脏上手术，可以避免一些与CABG相关的并发症。

微创心脏手术

许多技术和技能的临床应用，使得一些心脏手术可以微创的方式进行。一般而言，微创是指不采用传统胸部正中切口劈开胸骨的手术。微创手术的目标包括：

- 确保桥血管的通畅，至少和传统的CABG一样。
- 让患者更快地恢复至术前的活动能力。
- 减少住院时间，降低手术费用。
- 降低并发症发病率、死亡率，减轻疼痛。

目前的微创手术已经可以部分达到上述目标。一般来说，微创心脏手术减少了输血、住院时间和感染的风险。术后患者也可以恢复得更快。然而，使用微创技术，并不一定能降低其他心脏手术并发症的发病率。

微创心脏手术的患者选择很重要。较小的切口可能影响心脏的充分显露。一般情况下，患者心脏前面的动脉不能有钙化的病变。将进行旁路移植术的冠状动脉不能太细（即直径必须大于1.5mm），而且通常只有1~2处需要搭桥。如果病变动脉走行于心肌内（在心肌深处非心肌表面），是不能进行微创手术的。对肥胖症患者，很多外科医生都不会使用微创技术，因为在肥胖人群中通过小切口进行手术很困难。对于符合上述条件,且经皮冠状动脉介入治疗或传统心脏手术并发症风险很高的患者,微创手术尤其可以获益(Marullo等,2015)。

信息速查

> 微创心脏手术一般是指不采用传统胸部正中切口劈开胸骨的手术。这可能涉及也可能不涉及心脏停搏和体外循环。微创心脏手术的目的是减少手术并发症、缩短术后恢复时间。

微创直视冠状动脉旁路移植术

微创直视冠状动脉旁路移植术(MIDCAB)是目前常用的微创技术之一。MIDCAB手术的切口要比传统CABG手术小得多,在非CPB心脏不停搏情况下完成。该技术多见于使用LIMA为LAD搭桥。较少的情况下,也可以使用右乳内动脉(RIMA)或SVG为RCA搭桥。在胸骨左侧或右侧做一个5~12cm的切口(取决于要为哪支冠状动脉搭桥),可能需要切除部分肋软骨以暴露心脏,并为手术器械留出空间。肋骨撑开器用于撑开和抬高胸腔,以获得最大的视野和操作空间。采用双腔气管插管,以便右肺或左肺放气,为手术腾出更多空间。必须使用固定器来保证靶血管吻合部位的心脏处于静止状态(图8.1)。

MIDCAB的优点包括可以减轻疼痛、更快地恢复基线活动、更短的住院时间、避免使用CPB以及降低感染率。缺点包括严格的患者入选条件、靶血管选择受限、手术视野有限、技术难度较大和再血管化不完全的风险。这种技术需要由受过

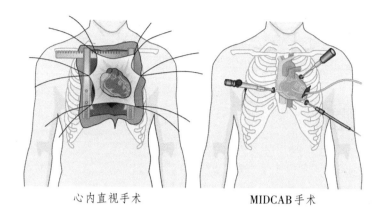

心内直视手术　　　　　　　　MIDCAB手术

图 8.1 传统心内直视手术与 MIDCAB 的比较。

专门训练的经验丰富的外科医生完成。由于在有限的术野内对跳动的心脏进行手术存在一定难度,术后发生桥血管急性闭塞的风险也会增加。此外,这项技术仅局限于对心脏前面冠状动脉的干预。随着技术的进步,经皮冠状动脉介入治疗对这些局限性冠状动脉病变的患者来说可能是一个更理想的选择。

MIDCAB 手术采用小切口进行,不使用 CPB。然而,很少有患者符合进行该手术的条件,而且该手术在技术上存在一定的难度。

微创瓣膜手术

主动脉瓣或二尖瓣,或两者都可以在不采用胸部正中切口的情况下进行置换或修复。然而,由于外科医生需要切开心脏显露瓣膜，所以必须使用CPB，且心脏必须停搏。为了显露主动脉瓣，外科医生需要在右侧胸壁的锁骨以下、乳头线以上做一个水平切口。为了显露二尖瓣，则需要在右侧胸部乳头线以下做切口。这两种情况，都要切除肋软骨，并使用肋骨撑开器尽可能地扩大手术视野。现已证实，使用微创技术进行瓣膜手术可以降低住院死亡率。

内镜手术

近年来，内镜手术的技术发展迅速，内镜的大小、摄像机的画质已经足以进行心脏手术。CABG和瓣膜手术可以使用内镜技术完成。这些手术通常包括一个胸部切口、几个用来置入各种器械和摄像机的小切口。为了留出足够的操作空间，单侧或双侧肺需要放气。手术中可能会用到CPB，以确保心脏处于静止状态，便于手术操作。由于需要使用内镜器械，且手术视野比较局限，这些手术需要经过专门的培训才能进行，存在一定的技术难度。

借助一些特殊的技术，可以为房颤患者进行微创迷宫手术。内镜迷宫手术可以使用专门的消融设备进行。这类手术有时被称为迷你迷宫手术或心外迷宫手术，使用特殊的设备可以通过内镜在搏动的心脏上完成迷宫手术。传统的迷宫手术（参见第7章），包括切断沿特定路线在心脏上切口并缝合起来，这是不能在搏动的心脏上进行的。心脏停搏需要使用CPB，而CPB本身也会发生一系列的并发症（参见第4章）。

微创心外迷宫手术需要在右胸做一个小切口。在胸骨下方、膈肌上方做一个中线切口，经此置入摄像机。消融导管也通过这个切口置入，到达心脏的后侧。中线切口两侧各开两个小切口，用于置入各种手术器械。手术过程中，右肺放气，以便通过右胸切口更好地显露心脏。显露心脏及消融导管就位后，外科医生就开始使用导管的射频能量在心房上形成一条条不导电的组织线。这些线在心脏表面清晰可见，其位置与传统开放迷宫手术中的切-缝线相同（有关迷宫手术的更多信息，请参阅第7章）。心脏在消融过程中是搏动的，外科医生可以由此判断患者何时从房颤转为正常窦性心律（Kiser和Cockfield，2010；Kiser，Wimmer-Greinecker和Chitwood，2007）。

信息速查

内镜心脏手术采用小切口，需使用专门的手术器械和摄像头。手术期间，单侧或双侧肺可能需要放气。患者可能需要CPB，有的手术可以由外科医生在搏动的心脏上进行。

机器人辅助手术

近年来，随着技术的发展，已经可以使用机器人设备来辅助进行微创心脏手术。手术器械和摄像机经胸部小切口置入，这与内镜手术非常相似。心脏外科医生不是直接操作器械，而是坐在电脑控制台前。电脑可以将外科医生的手部动作翻译成手术器械的动作，从而可以使用更小的器械，并且器械可以进行更精确的移动。使用该技术，可以进行微创CABG、瓣膜修复和置换手术。然而，在心脏手术中使用机器人是极其昂贵的，而且需要对手术团队进行大量的培训（图8.2）。

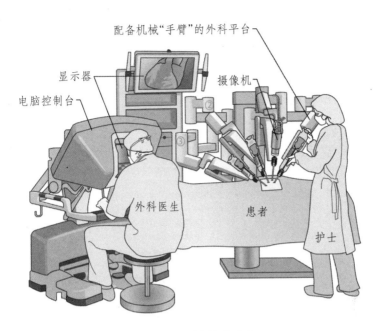

图8.2 机器人辅助手术。

微创心脏手术的并发症

心脏手术的并发症将在本书后面深入讨论。接受微创或非体外循环心脏手术的患者应对心脏外科手术各种潜在的并发症进行检测。然而,由于微创心脏手术的技术具有挑战性,这些手术后还有特殊的并发症需要注意。这些并发症包括节律障碍、低血压、心肌梗死、出血、感染、肺部并发症,以及手术部位的骨骼和肌肉损伤。如果手术中脑供血减少,还可能会发生脑损伤。极个别情况下,手术后可能会出现肺疝(Bojar,2011;Hardin 和 Kaplow,2010)。

接受微创心脏手术的患者通常比接受开放手术的患者并发症少,恢复快。然而,术后仍然有可能会发生严重的并发症,需要为患者密切监测微创心脏手术后的任何潜在并发症。

参考文献

1. Bojar, R. M. (2011). *Manual of perioperative care in adult cardiac surgery* (5th ed.). West Sussex, UK: Wiley-Blackwell.
2. Hardin, S. R., & Kaplow, R. (Eds.). (2010). *Cardiac surgery essentials for critical care nursing.* Sudbury, MA: Jones & Bartlett.
3. Kiser, A. C., & Cockfield, W. (2010). Paracardioscopic ex-maze procedure for atrial fibrillation. *Multimedia Manual of Cardiothoracic Surgery, 2010*(201), mmcts.2008.003863. doi:10.1510/mmcts.2008.003863.
4. Kiser, A. C., Wimmer-Greinecker, G., & Chitwood, W. R. (2007). Totally extracardiac maze procedure performed on the beating heart. *Annals of Thoracic Surgery, 84,* 1783–1785. doi:10.1016/j.athoracsur.2007.08.027.
5. Marullo, A. G. M., Irace, F. G., Vitulli, P., Peruzzi, M., Rose, D., D'Ascoli, R., … Greco, E. (2015). Recent developments in minimally invasive cardiac surgery: Evolution or revolution? *BioMed Research International, 2015,* 483025. doi:10.1155/2015/483025.

第 **9** 章

术后最初几小时：初期恢复

大多数 CABG 后的心源性死亡都与发生在 ICU 的术后问题有关。心脏手术后最初几小时的恢复至关重要，需要熟练的护理和关注。患者通常在手术后立即被转移到 ICU，以从麻醉中恢复并稳定血流动力学指标。这段时间的目标是稳定患者的血流动力学状态、维持氧合，并使体温恢复正常。要实现这些目标，需要仔细评估病情，并进行血流动力学监测，以便能够快速识别和治疗潜在的并发症。

床旁的护士有责任关注全局，并与医生及医疗团队的其他成员合作，优化血流动力学指标。管理药物和精确应用血管活性药物是确保 CO 保持在合适水平的关键步骤。心脏外科护士应该知道每种医嘱药物的作用及应用指征。护士还必须意识到什么时候治疗是无效的，并通知医生进行进一步的干预。

在本章，你将了解到：

1. 术后早期应进行哪些评估

2. 如何优化心脏手术后患者的心输出量（CO）

3. 如何评估和管理麻醉的潜在并发症

患者从手术室转到ICU

将患者从手术室(OR)转移到ICU的过程,需要医疗团队成员之间的协作和沟通。其目标是在有效沟通所有相关信息的情况下安全地转移患者。

交接沟通

当患者从OR转到ICU时,有一些关键信息必须由麻醉师交接给接收患者的护士。有关转运时应交接的信息列表,请参见表9.1。ICU团队应该有机会向外科团队就患者病情进行提问。此外,大多数患者都进行了术前评估,可以提供一些有关术后并发症风险的信息。例如,一位既往有肺部疾病的患者可能难以脱离呼吸机。回顾术前评估能够帮助护士有针对性地预测和观察潜在的并发症(Hardin 和 Kaplow, 2016)。

表9.1 从OR转运至ICU时,应交接的关键信息

术前信息	术中信息	术后信息
患者病史、手术史	手术术式	血流动力学状态
术前状况	手术时长	通气状态
	手术体位	当前实验室数据
	麻醉药和拮抗剂的使用情况	静脉穿刺和静脉置管的位置和类型
	术中并发症	
	CDB时间	各种血管活性药或强心剂的类型和用量
	估计失血量	
	血液制品和液体的种类和数量	是否有起搏导线和胸引流管及其位置
	给予的抗凝剂/逆转抗凝剂	
	任何辅助装置	是否有引流管和敷料及其位置
	术中的出入量	

　　了解患者的术前状态、手术过程和术中并发症将有助于护士预见手术后立即出现的问题。

初步身体评估

　　潜在的并发症可能与患者的既往身体状况、共存疾病、麻醉效果或手术本身有关。最初的身体评估务必详尽，必须包括对潜在并发症的观察。术后早期常见的具体并发症将在第10章讨论。以下项目应为心脏外科护士进行初步身体评估的一部分（Hardin 和 Kaplow，2016）。

生命体征和血流动力学

　　应对患者的心率、心律、血压、体温和脉搏血氧饱和度进行评估。血流动力学参数，包括中心静脉压（CVP）和动脉压，也应该测量。如果在手术中放置了肺动脉导管，则可以测量到肺动脉压力、肺动脉闭塞压（PAOP；楔压）、CO、心脏指数和体循环血管阻力（SVR）。某些患者，还需要测定混合静脉血氧饱和度。此时则需由医生开具医嘱，并送到实验室或在床旁血气分析仪上进行分析。心脏手术后患者的血流动力学正常值参见表9.2；然而，外科医生可能会根据特定患者的病情进展和潜在的合并疾病情况，为之确定一个可以接受的数值。

　　对大多数患者而言，不需要常规放置肺动脉导管。在考虑了术前状况、计划的手术过程和实际情况后，肺动脉导管可能对某些高危患者（心源性休克或急性的血流动力学不稳定患者）或病情稳定的患者有一定帮助，但这也是存有争议的

（Hillis等，2011；Stephens和Whitman，2015）。其他一些设备也可以用来测量CO；然而，使用热稀释法（借助肺动脉导管）测量CO仍然被认为是金标准。此外，许多心脏外科医生仍然会在大多数患者身上放置肺动脉导管（Arora和Mehta，2016）。无论用什么设备来测量，其治疗目标都应该是达到正常CO。

表9.2　心脏术后患者血流动力学测量的正常值

项目	正常值
收缩压	90~140mmHg
舒张压	60~90mmHg
平均动脉压	70~105mmHg
肺动脉压（收缩压/舒张压）	15~30 / 6~12mmHg
肺动脉闭塞压（楔压）	4~12mmHg
右心房压/中心静脉压	0~8mmHg
心输出量	4~8L/min
心脏指数	2.2~2.5 L/$(\min \cdot m^2)$
全身血管阻力	770~1500 dynes/$(s \cdot cm^{-5})$
中心静脉氧饱和度，$ScvO_2$	>70%
混合静脉血氧饱和度，SvO_2	>60%

心脏评估

每名患者都应该持续监测EKG，而许多床旁监护仪提供的ST段监测可能有助于发现心肌缺血。术后应进行基线12导联EKG检查，以评估是否有缺血和各种传导问题。新出现的Q波与更高的死亡风险相关，应该引起注意。如果患者有心外膜起搏导线，心房起搏导线应从患者右侧的胸壁穿出，心室起搏导线应从左边的胸壁穿出。应该检查这些起搏导线的功能，以备紧急之需。如果患者在到达ICU时正在进行起搏，则应评估和记录起搏器的设置（表9.3）。

表9.3 起搏器的设置		
第一个字母 起搏	第二个字母 感知	第三个字母 感知后的反应
A:心房	A:心房	I:起搏抑制
V:心室	V:心室	T:起搏触发
D:双腔(心房和心室)	D:双腔(心房和心室)	D:双重作用(抑制+ 触发)
	O:无	O:无

信息速查

　　要检查心外膜起搏器导线是否接触良好,请将临时起搏器连接到导线上。将起搏器设置为DDD模式,起搏频率高于患者自身固有心率。增加输出的毫安数,直到在监视器上看到起搏信号和起搏节律。这表明心外膜起搏导线接触良好。

神经系统评估

　　为患者完成神经系统评估,应包括意识水平、瞳孔大小和对光反应,以及四肢的活动能力。对于插管和(或)镇静的患者,应尽快完成神经系统评估。在神经系统评估中,疼痛评估是重要的内容之一。除去应该让患者自我表述其疼痛程度,这是最可靠的疼痛评估方法;同时还应该采用经过验证的行为疼痛量表为患者进行疼痛评估。有几种行为疼痛量表已经在危重患者中得到了验证,包括非语言疼痛指标清单(CNPI)、行为疼痛量表(BPS)和重症监护疼痛观察工具(CPOT)。

呼吸系统评估

　　初步的评估应包括呼吸频率、胸部扩张的对称性和呼吸音。仍在插管的患者应该根据气管插管上的刻度确定气管插管的位置。呼吸机的设置也应该进行确认。应按照医生的医嘱为患者进行基线胸部 X 线检查，以评估气管插管的位置和其他设备(如导管、起搏导线和胸管)的放置情况。胸片也将显示是否存在术后肺不张和气胸及其严重程度。

患者在到达 ICU 时，经常会戴着胸引管。引流管的类型和数量将根据所进行的外科手术而有所不同。在纵隔腔内(在心包腔内，靠近心脏)或胸腔内(在胸膜腔内，靠近肺)可能放置有一枚或多枚引流管。每一根胸腔导管都应该有清晰的标记和记录，从而清楚地知道哪个部位有多少引流。在评估出血的情况时，这一点尤为重要。胸引管应按要求连接墙壁负压。应监控和记录引流液的类型、颜色和量。所有这些胸引管必须始终保持通畅。

液体和电解质

应对患者在手术室和术后早期的入量和出量进行记录和评估，以确定患者的容量状态。电解质应勤加监测，并使之保持在正常范围内。值得一提的是，心脏外科护士要考虑到液体的第三间隙，由于液体会离开血管并进入组织间隙，可能会加重组织水肿。

临床警示！

应经常对患者进行评估，以确保敷料、绷带或顺序加压装置在上述液体转移的过程中不会变得过紧。这些设备可能会对皮肤和组织造成严重的损伤。

抵达 ICU 后的初步身体评估对于建立患者的基线信息至关重要，后续的评估将与之进行比较，以发现那些需要采取措施预防的潜在问题。

最初恢复期的主要问题

维持血流动力学稳定

维持恰当的 CO 是实现氧供需平衡的关键，也是改善患者预后的关键。影响 CO 的因素包括前负荷、后负荷、心肌收缩力、心率和心脏节律。这些因素之间存在着微妙的平衡。补液和某些药物，可以增加前负荷（目的是改善 CO），但也可能增加后负荷（从而降低 CO）。用来降低后负荷的药物（减少心脏的负荷、增加 CO）也可能降低前负荷（并降低 CO）。除非后负荷降到最适宜的水平，否则改善心肌收缩力的药物也可能会对心肌造成不必要的压力。心脏外科护士必须深入了解所有这些药物的效果，并能够结合有序的药物治疗达到预期的效果。

注意，要以循序渐进和审慎的方式开始和滴定药物。应首先优化前负荷，然后考虑后负荷，再考虑心肌收缩力。在整个治疗过程中都应关注心率和心脏节律，并治疗各种心律失常（Hardin 和 Kaplow，2016）。

前负荷

前负荷是指返回到心脏右侧或左侧的容量(心室舒张末期容积)。前负荷决定了收缩前心肌纤维的长度。由于很难直接测量心脏的容积,因此,采用测量心室内压力作为估算心室容积的一种方法。右侧前负荷可以通过测量中心静脉压(CVP)来估算。左侧的前负荷则可通过测量PAOP来估测。左侧前负荷减少是术后即刻CO下降的最常见原因。心脏手术后患者可能由血管扩张(CPB引起的炎症反应或复温)、出血、经第三间隙的体液丢失导致前负荷不足,而手术引起的心肌顿抑则会导致对前负荷的需求增加。

信息速查

第三间隙是指液体从血管内进入组织间隙,导致水肿和肿胀。这种方式可能会导致大量的液体丢失。

对于前负荷的下降,应使用晶体液或胶体液进行容量置换。晶体液是液体复苏的首选。人工胶体会加重凝血功能障碍,并与肾衰竭有关。也可以使用白蛋白,但尽管其成本较高,但并未显示出其作用比晶体液更有效。不同的医疗机构对晶体液的选择也不尽相同,但含有大量氯化物的静脉输液,如生理盐水,可能会导致高血氯性酸中毒和急性肾损伤。大部分的液体复苏是在最初的6~8小时内完成的,这期间患者平均会接受250~500mL剂量的液体,共计1~3L。过量的液体复苏也会导致并发症,如果存在持续的液体需求,就应该查找容量不稳定的原因,如出血、心脏压塞、张力性气胸、瓣膜功能障碍、心脏缺血和心力衰竭（Stephens 和 Whitman，2015）。

心脏手术后患者可能会存在外科或非外科出血，这可能会对前负荷产生影响并降低 CO。外科出血是由术中止血不彻底引起的，需要返回手术室才能解决。非外科出血可能是由中和不充分、血小板功能障碍、药物或体外循环导致的血小板消耗，以及纤溶作用造成的。高血压、体温过低和寒战也可能导致失血。非外科出血的治疗包括控制血压和寒战、复温和应用血液制品。这将在第10章详细讨论。

如果通过补充血容量、控制出血没有增加前负荷和改善 CO，医生可能会增加血管升压药物。最常用的升压药是去甲肾上腺素（Levophed）。如果单用去甲肾上腺素无效，医生可能会使用血管升压素增加前负荷。超过5%的心脏手术患者有严重的血管扩张，对升压药无效，这一现象被称为血管麻痹综合征，会降低前负荷和 CO，并增加死亡风险。在接受开放式和微创心脏手术的患者中都能观察到这种现象。心脏手术后血管麻痹综合征可以持续72小时。在这些患者中，可能会使用亚甲蓝，该药能有效地引起血管收缩（Mehaffey 等，2017）。关于药物的其他信息见表9.4。

护理提示

监测血流动力学参数、评估患者以确定患者是否有足够的前负荷是心脏外科护士的一项重要职责。在前负荷下降的时候及时通知医生，并在合理的范围内精确给药，对于维持充足的 CO 至关重要。

表9.4 心脏手术后患者用于优化心输出量的药物

药物名称	剂量	作用	副作用	护理提示
去甲肾上腺素	0.5~16μg/min输注	剂量依赖性血管收缩作用	增加心肌负荷和耗氧量,导致其他器官和外周组织灌注不足	通常滴定到目标平均动脉压
垂体加压素	0.01~0.1U/min输注	血管收缩	器官灌注不足;低钠血症	作为其他升压药的辅助药物
亚甲蓝	2mg/kg缓慢静脉推注	血管收缩	高血压;尿色变;脉搏血氧饱和度读数偏低(持续时间<10分钟)	当其他血管升压药无效时,可用于严重的血管扩张性休克
硝酸甘油	以10μg/min开始输注,以10μg/min为增量进行滴定	扩张血管(静脉>动脉);扩张冠状动脉,改善缺血;降低心肌耗氧量	快速发作的低血压;心动过速或心动过缓;头痛;低氧血症	通常滴定到目标平均动脉压
硝普钠	0.3~10μg/(kg·min)输注	扩张血管(动脉=静脉)	严重的低血压;冠状动脉窃血综合征;氰化物和硫氰酸盐毒性;乳酸性酸中毒	通常滴定到一定的血压或心脏指数(CI)
尼卡地平	5~15mg/h	扩张血管	低血压,头痛,心动过速,恶心	滴定到目标血压;半衰期相对较长

(待续)

表9.4(续)

	剂量	类别	不良反应	备注
肼屈嗪	5~20mg静脉推注	血管扩张(动脉＞静脉)	低血压；心动过速；长期服药可能导致：发热，神经病变，头痛，狼疮样综合征(高剂量)	
胺碘酮(可达龙)	负荷量：150mg静注10分钟，然后1mg/min静滴6小时，然后0.5mg/min输注；静注完毕后可予子PO	抗心律失常	心动过速；低血压；长期服药可能导致：甲状腺功能障碍，肺纤维化，皮肤变色，肝炎	与多种药物有相互作用
多巴酚丁胺	2~20μg/(kg·min)输注	正性肌力和血管扩张剂	低血压；心动过速；室性心律失常；心肌缺血	
米力农	负荷量：50μg/kg；输注：0.125~0.5μg/(kg·min)	正性肌力和血管扩张剂	低血压；心动过速	为避免严重低压，也可以省略负荷量
多巴胺	1~2μg/(kg·min)	扩张肾、肠系膜、脑和冠状动脉	随着剂量的增加：心动过速；心肌耗氧量增加；肾脏灌注减少；室性心律失常	剂量依赖效应

(待续)

心脏外科护理速查手册

表9.4(续)

药物	剂量	作用	不良反应	备注
	5~10μg/(kg·min)	正性肌力		最大给药剂量40μg/(kg·min)
	10~20μg/(kg·min)	血管收缩		
肾上腺素	1~10μg/min	正性肌力；正性变时性	心动过速；心律失常；代谢性酸中毒；严重高血糖	低剂量时可见血管扩张；高剂量时可见血管收缩
异丙肾上腺素	1~4μg/min	正性肌力；正性变时性	心动过速；致死性室性心律失常；低血压	如果出现心肌缺血，请勿使用

前负荷降低是心脏手术后患者出现低 CO 的最常见原因。要改善 CO，首先就要通过液体复苏来保持最佳的前负荷。

后负荷

后负荷是将血液从心室排出所必须克服的阻力。当后负荷高时，心脏必须更加努力地泵血。后负荷增加可能会引起组织灌注不足和 CO 降低，进而导致代谢性酸中毒。后负荷增加可能是由高血压、引起血管收缩的药物、低温、疼痛和术后体循环血管阻力增加引起的。在术后即刻，由低体温和儿茶酚胺释放导致血管收缩，心脏手术患者可能会经历高血压的过程。通过使用血管扩张剂、复温策略或使用如主动脉内球囊反搏等设备，可以降低后负荷。

有几种药物可以用来降低后负荷，并增加 CO。作为一种血管扩张剂，硝酸甘油对静脉的作用比对动脉的作用更有效。此外，硝酸甘油还可以扩张冠状动脉、防止血管痉挛，以及减少肺充血和心肌耗氧量。硝普钠是一种有效的血管扩张剂，可同时扩张静脉和动脉。它对左心室充盈压升高和 CO 处于临界状态的患者最为有益。硝酸甘油和硝普钠都有较短的半衰期，正适用于心血管功能突然下降的情况。还有一种血管扩张剂是尼卡地平，但这种药物的半衰期较长。肼屈嗪能优先扩张动脉，是一种可有效降低后负荷的药物。关于药物的其他信息见表 9.4。

护理提示

根据医嘱测量血流动力学参数、查找导致后负荷增加的其他原因是护理的重要职责。应将后负荷升高或高血压等情况告知医生,这样才能有医嘱给予适当的药物和治疗,降低后负荷。

信息速查

当试图改善 CO 时,应在优化前负荷之后考虑后负荷的问题。在确定干预措施时,应具体分析导致后负荷增加的原因。

心肌收缩力

心肌收缩力是指心肌收缩的强度和速度,对患者的 CO 至关重要。收缩力可能受到心肌顿抑、前负荷、后负荷、心率和心脏节律的影响。当 CO 下降的时候,除了要优化前、后负荷,还应该给予正性肌力药物,增加收缩力和提高 CO。

多巴酚丁胺是一种用于心脏手术患者的一线正性肌力药物。它能改善心肌收缩力,并能引起血管舒张,从而降低后负荷并改善冠状动脉血流。其血管舒张作用也可能会导致低血压,所以可能会需要升压药来维持血压。米力农是一种磷酸二酯酶抑制剂,可增加心肌收缩力,导致血管舒张。该药经常会导致低血压,特别是在初始单次给药时,患者可能需要升压药支持来维持血压。多巴胺在不同的剂量范围有不同的作用。当输注速率为 $5\sim10\mu g/(kg\cdot min)$ 时,多巴胺发挥正性肌力作用,促使 CO 增加。要想达到上述目的,多巴胺就不应该高于上述剂量。肾上腺素用于改善发生术后心源性休克患者的心肌收缩力，并提高心率。低剂量肾上腺素可引起血管舒张，高剂量时会引起血管的收缩。异丙肾上腺素是另一种可以改善心肌收缩力、加快心率的药物。由于该药也会引起血管舒张，所以不宜用于低血压患者。异丙肾上腺素最常用于治疗心脏手术后患者心动过缓。关于这些药物的其他信息见表9.4。

　　细胞内的钙离子对于心脏的收缩能力很重要。出于这个原因，氯化钙经常在手术室用于帮助患者脱离体外循环。血液制品中含有柠檬酸盐（用于防止血液凝固），给药时，柠檬酸盐会与患者血液中的钙离子结合。

临床警示！

　　使用血液制品的患者可能出现枸橼酸毒性、血钙离子水平下降，并继发心肌抑制和CO减低。必要时，应按照医嘱谨慎使用氯化钙，单次剂量为100~200mg，因为它有可能引发致命性心律失常。

护理提示

　　如果优化了前负荷和后负荷之后，CO依然保持在较低水平，心脏外科护士应通知医生，以便可以使用改善心肌收缩力的药物。

信息速查

　　心脏手术患者可能同时接受多种药物治疗，一些是为了增加前负荷；一些是为了增加或降低后负荷；一些则是为了增加心肌收缩力。在应用药物改善CO时，了解各种药物的作用非常重要。

心律失常

心脏手术后患者的心律失常通常是由缺血、电解质失衡、灌注减少、低氧血症和药物引起的。心律失常常引起血流动力学不稳定,应密切监测心率和心脏节律。在心脏手术后的患者中,房性心律失常是最常见的,但室性心律失常和心脏传导阻滞也很常见。手术中经常会放置心外膜临时起搏导线,可以应用它们来治疗心律失常。如果出现了心律失常,应尽快恢复正常窦性心律或起搏心律。对于致命性心律失常,应遵循复苏流程。有关心脏手术患者复苏方案的更多信息,请参见下文。

要恢复正常的心律,常常会用到抗心律失常药物。胺碘酮(可达龙)因能迅速将房性心律失常和室性心律失常转为正常窦性心律,而经常用于心脏手术后的患者。要做到这一点,必须先给予负荷量,然后再按日常方式给药。更多信息请参见表9.4。对于引起血流动力学不稳定的心律失常,通常使用电复律联合胺碘酮治疗。补充电解质也是预防心律失常的关键。血清钾水平应保持在4~5mmol/L之间,血清镁水平应保持在2mmol/L以上。

护理提示

心脏外科护士在识别心律失常并快速反应方面发挥着关键作用,要么遵循已有的医嘱,要么通知医生,这样就可以及时开始治疗。应该注意电解质的监测,要么按照现有的医嘱进行,要么打电话给医生,以获得补充钾和镁的医嘱。

要维持满意的CO,应迅速治疗心律失常,恢复心率和心脏节律。

心脏外科高级生命支持

心脏手术后心脏停搏的发生率不到1%。与其他住院的患者不同,经历心脏停搏的心脏术后患者,25%~50%的病例会发生心室颤动(Dunning等,2017)。这些患者中约有一半存活到出院,这一比例远远高于在其他医院里心脏停搏的患者。这些患者通常都有心外膜起搏导线,是有助于复苏的。此外,这些心脏停搏事件有相当一部分与心脏压塞和大出血有关,而这两种情况都可以通过紧急开胸迅速缓解(Dunning等,2017)。

专门用于心脏手术患者的复苏方案肇始于欧洲,现在在美国也已经设立。课程的名称为"心脏外科高级生命支持(CALS)"。这种以方案为依据、以团队为基础的培训,可以改善心脏手术患者心脏停搏的临床结果(Dunning等,2006)。

低体温

如果患者的核心温度低于96.8℉(36℃),则被视为体温过低。在CPB、心脏停搏时,手术室会有意为患者降温,以减少缺血带来的损伤。然而,术后体温过低可能会导致一些潜在的问题。核心温度低于96.8℉(36℃)的术后患者可能需要延长机械通气时间,并可伴有SVR(后负荷)升高、节律障碍、高血压、心动过速、前负荷减少、心肌收缩力受损和桥血管痉挛。

低体温会破坏凝血瀑布,导致需要输注更多的血液制品。药物的代谢可能会发生改变,患者可能需要更长的时间才能从麻醉中苏醒过来。此外,体温过低还可能导致伤口延迟愈合。

寒战是体温过低的有害后果之一,会显著增加肌肉对氧的需求、导致二氧化碳(CO_2)的蓄积。肌松剂和麻醉剂的使用可能会使得寒战很难识别。

临床警示!

应密切监测血氧饱和度、呼气末CO_2、血流动力学、失血量和组织灌注情况,以确定是否有氧耗和CO_2产生增加的迹象,这可能是寒战的信号。

体温过低和寒战对人体是有害的,尽快恢复常温并避免或治疗寒战非常重要。温暖的毯子、温暖的环境温度、温暖的氧气和液体可以有效地用于术后低温患者的复温。哌替啶(杜冷丁)常用于治疗寒战。

信息速查

低温和寒战对心脏手术后的患者是有害的。应尽快恢复常温,并积极治疗寒战。

呼吸管理

呼吸管理对心脏手术后的患者至关重要。部分患者,尤其是接受非体外循环手术的患者,可能会在手术室拔管。然而,大多数患者会在戴着气管插管、使用呼吸机的情况下转入ICU。这些患者的目标是及早拔管。撤机和拔管可以有各种方案,但所有心脏手术后患者的目标应该是在术后4~12小时内拔管。心脏手术患者如若不能在16小时内拔管,往往预示着预后不良(Stephens 和 Whitman,2015)。

自发呼吸试验可以用来判断患者是否具备拔管条件。采用其他拔管标准可能会不必要地延迟拔管时间。在拔管前应谨慎使用阿片类药物,因为它们可能会减少呼吸努力,降低呼吸频率和深度。此外,充分的镇痛也很重要。

护理提示

虽然在许多机构是由呼吸治疗师来管理呼吸机或执行拔管操作的,心脏外科护士也仍要负责协调和辅助该操作。护士需要了解呼吸机的参数设置,并与医生和呼吸治疗师协作,确保每例患者的参数设置合理。护士还需要评估患者是否已经准备好拔管并在必要时启动拔管流程。

信息速查

在心脏手术后4~12小时内拔管可减少呼吸系统并发症,这应该是所有心脏手术患者的目标。

拔管相关并发症

拔管后的并发症可能包括喉痉挛、非心源性肺水肿、支气管痉挛、通气不足和缺氧。幸运的是,这些并发症并不常见。

喉痉挛是指声带的痉挛或突然变窄,会引起部分气道阻塞,导致喘息、喘鸣、呼吸急促、呼吸困难和使用辅助呼吸肌。鼓励患者咳嗽可能会缓解部分梗阻。喉痉挛也可能导致非心源性肺水肿。当患者用力吸气以对抗气道阻塞时,会引起胸腔内负压升高,并可能导致肺泡囊内蛋白质和液体的积聚。这种类型的肺水肿往往起病迅速,可能表现为烦躁不安、呼吸急促、心动过速、血氧饱和度下降、湿啰音和咳粉红色泡沫痰。在这些问题得到解决之前,患者可能需要重新插管。

临床警示!

肺水肿患者可能需要按照医生的医嘱服用利尿剂。

支气管痉挛是指支气管平滑肌的收缩,可在拔管后发生。症状包括喘息、呼吸困难和呼吸急促。支气管痉挛通常可以用支气管扩张剂和吸入湿化氧气来治疗,但在严重的情况下,可能需要遵医嘱使用肌松剂、肾上腺素、利多卡因或氢化可的松来松弛气道。

术后通气不足很常见,可能是由药物或外科操作引起的。通气不足可能导致缺氧和血氧饱和度降低。缺氧的其他体征和症状包括发绀、烦躁或嗜睡、心动过速或心动过缓,以及高血压或低血压。缺氧可造成严重后果,包括心律失常、心肌缺血和其他器官系统功能障碍。应陪伴于患者左右,嘱其深呼吸。这一过程中,患者可能需要多次提醒。在造成通气不足的原因得到解决之前,患者可能需要重新插管和机械通气。

护理提示

拔管后护士应在床边观察是否有并发症发生。心脏外科护士应该了解有哪些潜在的并发症,并准备好在必要时尽早干预。

拔管后的并发症虽不常见，却可能危及生命。拔管后必须密切监测患者是否有气道阻塞或通气不足的迹象。

疼痛管理与谵妄

转到ICU的时候，大多数患者仍处于神经肌肉阻滞的状态，必须持续镇静，直到麻痹作用消退。应用持续时间短的药物，以便于及早拔管。异丙酚经常用于镇静，但没有镇痛作用，必须与芬太尼或瑞芬太尼等镇痛剂联合使用。右美托咪定有镇静和止痛作用，可以作为一种替代方案，但有可能会导致低血压和心动过缓。应避免服用苯二氮䓬类药物，因为其作用持续时间较长，并会增加谵妄的风险。

心脏手术后的疼痛往往得不到充分的治疗，但充分控制疼痛对改善肺功能和减少谵妄非常重要。麻醉药物是术后疼痛管理的主要手段，静脉注射对乙酰氨基酚可以减少对麻醉药物的需求。患者拔管之后，自控镇痛是一个很好的选择。一旦患者能够耐受口服药物，就应该过渡到口服麻醉药。

麻醉相关并发症

术后恶心与呕吐

由于手术期间应用的药物，术后马上出现恶心和呕吐是很常见的。术后恶心与呕吐（PONV）可能导致误吸、出血、电解质紊乱和脱水。用于减少PONV发生率的药物包括昂丹司琼、异丙嗪（非那根）和氯丙嗪。如果按照医嘱将这些药物多次应用后都不能缓解PONV,应通知麻醉师。

恶性高热

恶性高热(MH)是一种威胁生命的遗传疾病,由某些麻醉剂、去极化肌松剂和应激诱发。最常见的诱发药物包括氟烷、恩氟烷、异氟烷、地氟烷和琥珀酰胆碱。被诱发后,这种遗传疾病会引起骨骼肌长时间收缩,从而导致高代谢状态和体温过高。MH通常在麻醉诱导期间开始,发生在手术室里,但也可能在术后24小时内随时发生。

护理提示

及时地识别和治疗是有效处理这类情况的关键。体征和症状包括下颌肌肉僵硬、呼吸急促、心动过速、二氧化碳升高、发绀、呼吸性和代谢性酸中毒、肌酸激酶(CK)升高及高钾血症。体温升高、出血和横纹肌溶解是晚期症状。

MH的治疗包括清除诱因和立即静脉注射丹曲林钠。标准的医嘱应包括给药负荷剂量,然后每4小时给药1次,持续至少48小时。医生必须下医嘱指示额外的干预,包括过度换气、冷却毯、给予氧气和碳酸氢钠,以及维持液体和电解质平衡。

护理提示

由于MH是一种威胁生命的疾病,可能迅速发病,心脏外科护士需要能够认识到这种并发症,并准备迅速采取行动。如果不确定患者是否患有MH,护士可以寻求手术室护士或麻醉师的帮助,他们可能对这种情况有更多的经验。

有关在 MH 期间如何护理患者的信息，以及24小时 MH 热线的电话号码可在美国恶性高热协会的网站（www.mhaus.org）上找到。

假性胆碱酯酶缺乏症

有一小部分患者缺乏假性胆碱酯酶，这种酶负责琥珀酰胆碱等药物的代谢。缺乏这种酶的患者，在接受麻醉时对麻醉剂的反应时间较长。这些患者可能会出现长达48小时的肌肉麻痹和窒息状态。该病症的管理包括机械通气和情感支持，直到麻醉效应消失。

参考文献

1. Arora, D. & Mehta, Y. (2016). Recent trends on hemodynamic monitoring in cardiac surgery. *Annals of Cardiac Anaesthesia, 19*(4), 580–583. doi:10.4103/0971-9784.191557.

2. Dunning, J., Levine, A., Ley, J., Strang, T., Lizotte, D. E., Lamarche, Y., ... Bakaeen, F. G. (2017). The Society of Thoracic Surgeons expert consensus for the resuscitation of patients who arrest after cardiac surgery. *Annals of Thoracic Surgery, 103*, 1005–1020. doi:10.1016/j.athoracsur.2016.10.033.

3. Dunning, J., Nandi, J., Ariffin, S., Jerstice, J., Danitsch, D., & Levine, A. (2006).

The Cardiac Surgery Advanced Life Support Course (CALS): Delivering significant improvements in emergency cardiothoracic care. *Annals of Thoracic Surgery, 81,* 1767–1772. doi:10.1016/j.athoracsur.2005.12.012.

4. Hardin, S. R., & Kaplow, R. (Eds.). (2016). *Cardiac surgery essentials for critical care nursing* (2nd ed.). Sudbury, MA: Jones & Bartlett.

5. Hillis, L. D., Smith, P. K., Anderson, J. L., Bittl, J. A., Bridges, C. R., Byrne, J. G., ... Winniford, M. D. (2011). 2011 ACCF/AHA guideline for coronary artery bypass graft surgery: A report of the American College of Cardiology Foundation/American Heart Associate Task Force on Practice Guidelines. *Circulation, 124,* e652–e735. doi:10.1161/CIR.0b013e31823c074e.

6. Mehaffey, J. H., Johnston, L. E., Hawkins, R. B., Charles, E. J., Yarboro, L., Kern, J. A., ... Ghanta, R. K. (2017). Methylene blue for vasoplegic syndrome after cardiac surgery: Early administration improves survival. *Annals of Thoracic Surgery, 104,* 36–41. doi:10.1016/j.athoracsur.2017.02.057.

7. Stephens, R. S., & Whitman, G. J. R. (2015). Postoperative critical care of the adult cardiac surgical patient: Part I: Routine postoperative care. *Critical Care Medicine, 43,* 1477–1497. doi:10.1097/CCM.0000000000001059.

第 **10** 章

术后早期并发症

外科技术和麻醉药物的进步使许多患者能够在更短的时间内迅速康复并转出 ICU。然而，仍有许多患者在术后早期出现了手术的并发症，并需要重症护理。随着手术患者的年龄越来越大，危险因素和潜在的合并疾病也越来越多，自然就增加了手术后发生并发症的风险。经历并发症的患者通常需要更长的 ICU 和住院时间，而且与没有手术并发症的患者相比，其具有更高的死亡风险。护士必须格外警惕，尽可能早地发现和治疗潜在的并发症。

在本章，你将了解到：

1. 心脏手术后常见并发症的防治

2. 发现潜在并发症可能用到的评估方法、实验室检查、X 线片检查

心脏并发症

CO 由多种因素决定。有关影响 CO 因素的详细讨论，请参阅第 9 章。

前负荷减少和心肌收缩力减弱(心肌抑制)是导致心脏手术后CO下降的两个最常见的原因。出血、尿量增加、毛细血管通透性增加(导致液体渗透到组织中)、心室顺应性下降(心室充盈容量减少)或心脏压塞可能导致前负荷下降。心肌收缩力的下降可能是由心肌抑制、心肌顿抑、酸中毒、低氧血症或手术引发的炎症反应等导致的(Bojar,2011)。

低CO

手术后最常见的死亡原因是低CO(Jacobson,Marzlin和Webner,2015)。由于潜在的诱发因素很多,所以手术的低CO很难处理。在术后早期,能够认识到导致CO减少的因素,并采取行动加以改善,是护理的关键职能。

预防

一旦患者进入ICU,就可能无法再谈如何预防低CO了。及早认识到CO的下降并及时治疗才是至关重要的。

评估

CO下降的体征和症状包括精神状态改变、低血压、平均动脉压(MAP)降低、心动过速、脉搏减弱、毛细血管再充盈时间延长、脉压减小、四肢冰冷、少尿或无尿。

诊断

有条件的情况下,可以使用肺动脉导管或连续CO监测装置来评估CO。如果CO下降,混合静脉血氧饱和度(SvO_2)将低于正常值(低于70%)。SvO_2是返回心脏(右心房或肺动脉)

的血液中含氧血红蛋白的百分比,读数偏低表明血液灌注不足或代谢率增加(由于血流缓慢或对氧的需求增加,组织摄取了更多的氧气)。如果CO下降,还会观察到代谢性酸中毒和血清乳酸增加(Hardin和Kaplow,2016)。

干预

CO下降可能是由前负荷不足、后负荷升高、心率或心律改变、心肌抑制(心肌收缩力下降)或上述因素综合作用引起的。CO下降时第一个要解决的因素就是前负荷。应继续使用晶体液和胶体液进行液体复苏,直到有证据表明血管内容量已经补足。这些证据包括:中心静脉压(CVP)或右心房压为8mmHg,肺动脉闭塞压(PAOP)为15mmHg。补液通常不会超过3L。有关液体复苏的更多内容,包括应该使用的液体类型,请参阅第9章。

如果前负荷已补足,但CO仍然较差,则应检查和优化后负荷。可以按照医嘱经静脉使用多种药物,以减少后负荷和改善CO。心率和心脏节律是维持CO的关键。如果患者出现了心律失常,无论是缓慢性还是快速性心律失常,应努力使心率和节律恢复正常。如果其他指标均已优化,而CO仍然很差,医生可能会下达应用正性肌力药物的医嘱来改善CO(有关优化血流动力学,包括用于改善CO的药物的详细内容,请参阅第9章)。

护理提示

心脏外科护士在辨识低CO状态和根据医嘱进行干预方面发挥着重要的作用。手术后，患者通常需要应用各种血管活性药物、正性肌力药物和抗心律失常药物。这些药物需要根据外科医生的医嘱，以及医院和病房的预案来应用，以维持CO。心脏外科护士必须深入了解这些药物是如何起作用的，以及何时给药或滴定每种药物。新的心脏外科护士应该和有经验的护士一起工作，直到掌握这些技能（有关使用各种药物维持CO的内容，请参阅第9章）。

信息速查

术后即刻的CO降低是一个重要问题。维持充足的CO是这一时期的主要护理目标之一，可以减少其他并发症和器官衰竭的发生。

心肌缺血与梗死

心脏手术后可能会出现心肌缺血和梗死，原因有很多。相关的危险因素包括年龄较大、多种并存疾病、冠状动脉病变范围大、左心室功能减退、再次手术、CPB时间长、搭桥术合并其他心脏外科手术，如瓣膜手术等。

心肌缺血可能是由心肌血运未能完全重建、术中心肌保护不良、冠状动脉血管痉挛或栓塞导致的。MI可能是由血栓形成（冠状动脉或桥血管中形成血凝块）或桥血管的急性闭塞所致。冠状动脉搭桥术后MI的发生率为1%~5%（Coventry，2014）。

预防

患者应该在手术前或手术后6小时内开始服用阿司匹林,以防止大隐静脉移桥血管闭合或血栓形成,进而导致MI(Hillis等,2011)。不耐受阿司匹林的患者可以服用氯吡格雷(波立维)、普拉格雷(Effient)或替格瑞洛(倍林达),替代(而非联合)阿司匹林应用(Stephens和Whitman,2015a)。

评估

通常,评估结果都是正常的。可基于12导联EKG和实验室检查结果做出诊断。在血管痉挛的情况下,CO可能会突然下降(有关详细信息,请参阅关于血管痉挛的部分)。

诊断

12导联EKG通常会显示在特定冠状动脉分布区域的ST段抬高、新发Q波、新发束支传导阻滞、完全性心脏传导阻滞或室性心律失常。如果每个导联都有ST段抬高,这可能是由心包炎引起的,心包炎在心脏手术后很常见,并不表明是MI。

MI时会有心脏标志物升高。然而,心脏外科损伤也会引起心脏标志物的升高。即使手术成功,肌钙蛋白也可能升高。一般认为,肌钙蛋白水平在术后24小时后仍保持在较高水平,与较高的死亡率相关(Stephens和Whitman,2015a)。

干预

发生术后心肌缺血或MI的患者通常遵循与其他患者相同的术后治疗原则。如果血压允许,医生可能会使用硝酸甘油和β-受体阻滞剂。如果可以,应尽量不使用正性肌力药物,因为它们会增加心肌的需氧量。如果需要改善CO,可以使用主动脉内球囊反搏来辅助心脏的泵血能力,以及改善冠状动脉的血流量。

如果怀疑桥血管急性闭塞是造成MI的原因,可能需要急诊行冠状动脉造影和经皮冠状动脉介入治疗(有关经皮冠状动脉介入治疗的说明,请参阅第1章),也可能需要再次手术探查。

护理提示

冠状动脉血管痉挛、心肌损伤或梗死最初可能以相同的形式出现。对这两种疾病而言,遵医嘱为患者应用硝酸甘油都是合适的治疗方法。很难判断患者是出现了血管痉挛,还是由其他原因造成的心肌缺血。但是,随着血管扩张剂的应用,冠状动脉痉挛会迅速缓解,心肌酶也不会升高到心脏术后的正常水平之上(有关血管痉挛的详细信息,请参阅下文)。

信息速查

心脏手术后治疗心肌缺血或MI的目的是将对心肌的损害降至最低,并维持足够的CO。

冠状动脉痉挛

血管痉挛是术后早期心血管系统情况急转直下的潜在原因,且通常不易识别。痉挛可发生于隐静脉桥血管、乳内动脉或桡动脉桥血管,或自身冠状动脉。这些血管发生痉挛的原因尚不清楚。桡动脉桥更容易发生痉挛。

预防

在手术室就应该采取预防痉挛的措施。由于桥血管是为植入做准备的,应尽可能减少对桥血管的操作。在植入之前,桡动脉桥血管通常要浸泡在一种旨在防止血管痉挛的溶液中。患者转出手术室时,常需输注有助于防止痉挛的药物,如硝酸甘油或地尔硫卓,特别是在使用桡动脉桥的情况下。

评估

临床警示!

冠状动脉或桥血管的痉挛典型表现为伴随有CO下降的突发性低血压。

诊断

12导联EKG显示多个导联ST段抬高。

干预

冠状动脉血管痉挛通常在还未干预时就缓解了。如果这些患者出现了血流动力学不稳定,就应该进行支持性护理。遵医嘱为患者应用血管扩张剂,例如,钙通道阻滞剂或硝酸甘油,可能有助于解除血管痉挛。

护理提示

使用桡动脉移植物的患者应该应用药物以防止桥血管痉挛。如果患者情况突然恶化,应该做12导联EKG来评估是否存在心肌缺血。

信息速查

冠状动脉痉挛可能导致突发性低血压和心血管系统情况急转直下。这种可能会自行缓解,也可能需要应用硝酸甘油或钙通道阻滞剂。

心脏压塞

在手术中切开心包后,通常不会再缝合。这使得心包腔和纵隔腔(心脏周围的空间)之间互相连通。如果血液积聚在纵隔腔,可能会导致心脏压塞。心脏压塞是指血液积聚一定的量,达到了会对心脏产生压力的程度(图10.1)。心脏压塞会导致本身就很薄的心房受压,从而减少了充盈心室的血量(前负荷减少),可能会导致CO突然大幅减少。

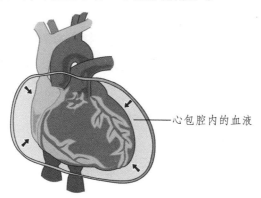

心包腔内的血液

图10.1 心脏压塞,由心包腔积血对心脏施加压力所致。

某些情况可能会导致术后早期出现心脏压塞。最常见的是纵隔引流管内形成血块,导致血液积聚,进而引起心脏压塞。此外,吻合口(将桥血管缝合至冠状动脉的部位)未缝好,或突然出血,会导致纵隔腔血液迅速积聚。早期的心脏压塞通常发生在术后12小时内。

预防

保持纵隔胸管的通畅是预防心脏压塞的重要措施。

评估

心脏压塞在术后早期可能很难辨认。可能会出现低血压、心动过速和中心静脉压升高,但上述情况在这一时期大多数心脏手术患者中都很常见。对心脏压塞保持高度警惕有助于早期识别这一情况(Stephens 和 Whitman,2015b)。

临床警示!

主要临床体征和症状包括纵隔胸管引流量突然减少、呼吸困难、低血压、心动过速、低CO、脉压变窄、中心静脉压升高、精神状态改变、发汗、焦虑和躁动。

诊断

胸片可能会显示心脏或纵隔增大。12导联EKG可能显示低电压或电交替。如果怀疑心脏压塞,应尽快进行床旁超声心动图检查,因为这是诊断心脏压塞的最好方法。

干预

术后即刻发生的心脏压塞需要立即进行外科再探查，以确定出血位置并清除积血。如果即将发生心搏骤停，可以进行紧急开胸。紧急情况下常需要外科医生和手术室工作人员在床边打开胸腔。重症监护室护士应准备好协助建立无菌区，并为手术团队收集专用的器械托盘。

护理提示

心脏手术后保持胸腔引流管通畅很重要。为了防止引流管阻塞，可以轻轻挤压胸管，但不要过度挤压。过度挤压胸腔引流管会在胸腔内产生非常高的负压。如果怀疑心脏压塞，应立即通知医生，以便尽早开始治疗。

信息速查

心脏压塞是心脏手术后一种可能危及生命的早期并发症。护士应该关注那些可能提示有心脏压塞的征象，并在怀疑心脏压塞时做好准备，及早进行干预。

出血与输血

心脏手术后的出血是一种常见的术后并发症（Stephens 和 Whitman，2015b）。心脏手术后，患者可能会经历外科或非外科的出血。外科出血是由术中止血不彻底引起的，而非外科出血则可能是由中和不充分、药物或 CPB 引起的血小板功能障碍或血小板消耗以及纤溶作用所致。手术后高血压可能会使缝线和吻合口处的张力增加。在极端情况下,桥血管可能会从吻合部位撕脱。体温过低和寒战也可能导致失血。

心脏手术后输血是很常见的。事实上,多达60%的心脏手术患者接受过血液制品,其中主要是袋装的红细胞,约占美国每年血液制品用量的20%(Stephens 和 Whitman,2015a)。然而,为数众多的大型观察性研究表明,在心脏手术期间或术后使用红细胞是发生外科并发症,包括CO下降、感染和死亡的独立危险因素(Hillis等,2011)。

临床警示!

输注红细胞与较高的感染率(包括胸骨感染)、病毒传播、输血相关急性肺损伤(TRALI)、肾衰竭、容量超负荷及死亡率升高等存在相关性。

预防

应积极尝试减少出血和血液稀释性贫血,以减少对红细胞输注的需要。应在手术前停止服用抗血小板和抗血栓药物(阿司匹林除外)。术后应为患者复温、控制血压,尽量减少患者的躁动。当怀疑或观察到出血时,应排查出血的原因并有针对性地处理。根据凝血实验检查结果,积极应用血小板和新鲜冰冻血浆进行治疗,可以补充因出血而损失的凝血因子,减少对红细胞输注的需求。为了最大限度地减少血液制品,尤其是红细胞的应用,许多医疗机构制定了血液保护的规程以及输血治疗的指南(Steiner 和 Despotis,2007)。

评估

术后的严重出血会对前负荷产生影响,导致低血压和CO下降。应密切关注胸腔引流管的引流量,以确定是否存在出血量过多的情况。术后前2小时应每15分钟记录一次引流量,之后改为每小时记录一次。如果引流量连续4小时超过200mL/h,或2~3小时内超过300mL/h,或1小时内超过400mL,或在最初的3~4小时内超过1000mL,就可能需要为患者进行开胸探查。在引流量减少并稳定后,突然发生引流增多的情况(超过300mL/h),需要进行外科探查(Jacobson等,2015)。1%~5%的心脏手术病例会因出血返回手术室(Coventry,2014)。

诊断

手术后应立即进行全血细胞计数。由于血液稀释、手术中失血和CPB时血小板的消耗,血红蛋白浓度、血细胞比容和血小板水平通常较低。如果怀疑有持续的出血,医生可能会下医嘱抽血检测血红蛋白和血细胞比容的水平,并将结果与手术即刻的结果进行比较。如果这些指标明显下降,则提示存在出血。凝血因子,包括凝血酶原时间/国际标准化比值(PT/INR)和活化部分凝血活酶时间(aPTT)等均应检测,以帮助确定出血的原因。

干预

外科出血需要返回手术室进行处理。非外科出血的治疗包括遵医嘱控制血压和寒战、复温,以及应用血液制品和补充凝血因子。增加呼吸机上呼气末正压通气(PEEP)的值可以增加纵隔腔内的压力并限制纵隔内的微血管出血。如果在1小时内观察到引流减少，则证明增加PEEP是有效的（Jacobson等，2015）。

袋装的红细胞和血小板的应用指征应当以医疗机构的血液保护指南为依据。应用新鲜冷冻血浆，可以提供凝血因子，有助于减少出血和对红细胞的额外需求。如果在手术室给予的肝素没有被充分中和（aPTT升高），可以继续补充鱼精蛋白。应用去氨加压素（DDAVP）可以改善血小板功能，而氨基己酸（Amicar）则可能通过逆转纤溶作用来帮助治疗术后凝血功能障碍。如果使用这些疗法不能止血，可以考虑使用重组因子Ⅶa（NovoSeven）来止血。

护理提示

护士应采取一切可能的措施防止出血。手术前服用抗血小板或抗血栓药物的医嘱应该慎重执行，特别是在已经应用了氯吡格雷（波立维）、普拉格雷（Effient）、替格瑞洛（倍林达）或华法林（Coumadin）的时候。如果术后患者转入ICU时体温过低，应立即进行复温。应根据医嘱调整血压，使之保持在合理的范围内。

心脏外科护士应该对出血保持高度警惕。及早识别出血并查找出血的原因是至关重要的。如果引流管出血过多，遵医嘱无法判断出血原因并有效控制出血，应该尽快通知外科医生。

信息速查

心脏手术后出血很常见，可能会影响血压和CO。应尽快查找出血原因并予以治疗，尽可能避免输注红细胞。

肺部并发症

有很多因素会使接受心脏手术的患者面临肺部并发症的风险。

导致患者术后肺部并发症风险升高的术前危险因素包括：吸烟、年龄>65岁、肥胖、糖尿病、既往肺部疾病(如慢性阻塞性肺疾病(COPD)、心力衰竭和左心室功能不全。手术相关因素包括全身麻醉、气管插管和机械通气、术中肺放气和肺部操作、乳内动脉的使用、降温、体外循环的使用及胸骨正中切口。手术后疼痛控制欠佳可能也会对此有一定的作用。

肺不张

肺不张是指肺下部的肺泡囊发生了萎陷,通常发生在手术后。这在心脏手术后的患者中尤其常见,有些手术中有一侧肺或双肺需要人为萎陷,这种肺不张最常见于左肺下叶。肺不张与肺顺应性减退、氧交换受损,以及一定程度的肺损伤有关。

预防

肺不张发生于手术室,通常在转入 ICU 时表现出来。术后应关注肺不张的识别和治疗。

评估

双肺底(尤其是左侧)呼吸音减弱。

诊断

脉搏血氧饱和度仪的读数通常不会受到影响,但如果肺不张严重,则可能会出现氧饱和度降低。胸部 X 线检查可能会显示肺不张的征象。

干预

治疗的目标是使萎陷的肺泡复张。要鼓励患者经常做深呼吸、咳嗽。适当的疼痛控制对于鼓励患者深呼吸很重要。一旦患者条件允许,应在清醒状态下每小时进行一次激励性肺活量测定。要记录每一次的吸气量(患者在激励性肺活量计上能够达到的数值),以便验证呼吸功能的改善情况。

增加患者的活动量对治疗术后肺不张很重要。应尽早安排患者坐在椅子上,可有助于肺部扩张。早期下床活动对扩张肺部和心脏手术后的恢复非常重要,即使未能转出 ICU,也应尽可能协助患者在 ICU 内走动。

护理提示

在患者为扩张肺部进行必需的锻炼方面,心脏外科护士的教育和鼓励起着至关重要的作用。对疼痛仔细进行评估并审慎地应用止痛药,可以使患者能够更好地咳嗽、深呼吸和活动。

信息速查

几乎所有患者在心脏手术后都有不同程度的肺不张。让患者咳嗽、深呼吸、活动可以使肺组织重新扩张,有助于消除肺不张。

胸腔积液

胸腔积液是由胸腔内液体汇聚形成的(图10.2),在心脏手术后的患者中很常见。胸腔积液常出现在左肺下叶,双侧胸膜腔均可发生。胸腔积液通常是由术中对一侧肺或双肺的人为压迫及CPB导致的毛细血管通透性增加引起的,通常在术后24小时内出现。

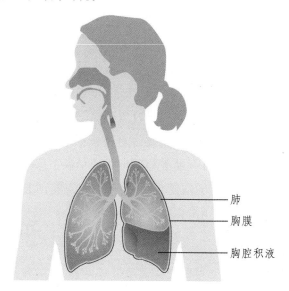

　肺
　胸膜
　胸腔积液

图10.2　胸膜腔内液体汇集成胸腔积液。

预防

由于胸腔积液是在手术室进行外科操作的结果,术后的治疗重点是对胸腔积液的识别和治疗。

评估

呼吸音减弱。如果胸腔积液量很大，或者患者已经存在肺部疾病，患者可能会出现呼吸困难，尤其是在运动时。

诊断

如果胸腔积液量很大，可能会影响血氧饱和度的测定结果。胸片上可见胸腔积液的征象。

干预

大多数术后的胸腔积液量都很少，没有临床症状，通常会随着时间的推移，无须干预就能自行吸收。有大量胸腔积液或症状性胸腔积液的患者，如果手术中胸腔引流管没有放入胸膜腔，或者已经取出，则可能需要进行胸腔穿刺或放置胸腔引流管。

护理提示

当患者无论是休息时还是在活动状态下出现呼吸困难时，都应该考虑胸腔积液的可能性。胸部X线检查可以显示是否有胸腔积液及其严重程度。

信息速查

心脏手术后胸腔积液很常见，轻症者通常无须干预即可自行消退。

气胸

气胸是胸膜腔内存有空气。气胸可能发生在心脏术后，原因包括：外科操作伤及肺脏、机械通气过程中一侧肺或双肺的气压损伤，或中心静脉置管时对肺的针刺伤。心脏手术后的气胸相对较少，但一旦存在，通常在手术后即刻就会出现。通常情况下，搭桥手术使用乳内动脉，左乳内动脉的获取可能会累及左肺，但如果右侧胸膜被意外打开或获取了右侧乳内动脉，则右侧也可能会产生气胸。

如果胸膜腔内气压持续升高，可能会发生张力性气胸（图10.3）。如果气胸患者接受了机械通气，这种情况有可能会迅速出现。

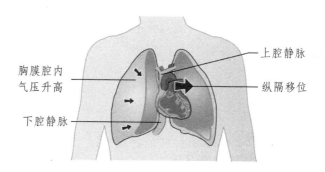

图10.3　张力性气胸，由胸膜腔内气压升高引起。

预防

在机械通气时尽可能保持较低的PEEP，有助于降低气胸的发生概率。

评估

气胸时呼吸音可能减弱。如果患者发展为张力性气胸，可能很快出现严重的体征和症状。张力性气胸的症状包括颈部静脉怒张、低血压、严重呼吸困难、皮下气肿(气体进入皮下组织)，以及气管向患肺对侧偏移。

诊断

通常经胸片就能判断气胸。当怀疑患者有张力性气胸时，如果条件允许，应为患者进行胸部 X 线检查，以确定气胸的范围、严重程度和受累结构。

干预

如果患者已有胸腔引流管，应保持引流管通畅，并应连接 $-20cmH_2O$ 的负压。如果患者没有胸腔引流管，且存在气胸的症状，医生需要为患者置入引流管。如果患者是张力性气胸，医生或其他有授权的操作者应迅速在锁骨中线第 2 肋间隙放置 16 号针头，为患肺进行减压。

护理提示

心脏外科护士应注意保持胸引管的通畅。如果需要，可以轻轻挤压胸管，以保持其顺畅引流，但不应过度用力挤压，否则会在胸腔中产生非常高的负压。应能够迅速识别气胸的体征和症状。如果患者出现急性的呼吸困难，且存在气胸，胸片检查便可以做出提示。

气胸是一种相对少见的并发症，一般可以通过放置胸引管减压得到缓解。

机械通气时间延长

机械通气时间延长是指在手术结束24小时后，仍需继续使用机械通气治疗。一些患者，特别是那些术前存在肺部疾病或有术后并发症的患者，在心脏手术后会需要延长机械通气的时间。对于有心功能不全、持续出血、外科再次开胸探查、急性肾衰竭或需要输血的患者，延长机械通气时间的可能性更高。心脏术后发生机械通气时间延长的风险为1%~5%（Coventry，2014），并与较高的术后死亡率相关。

预防

优化心脏功能和血流动力学，预防其他术后并发症，在其他术后并发症出现时尽早干预，是避免机械通气时间延长最好的方法。

评估

这些患者在术后24小时内多次尝试脱机失败，失败的原因可能与氧合、通气或两者都有关。

诊断

胸片检查和动脉血气（ABG）检测结果，有助于确定无法脱离呼吸机的原因。

干预

术后不能顺利脱机的患者需要优化心脏功能和容积状态、纠正代谢异常,并开始营养支持(通常是管饲)。如果患者在10~14天后仍不能脱离呼吸机,可能需要行气管切开术。需要延长机械通气时间的患者很容易发生其他并发症,如呼吸机相关肺炎(VAP)和皮肤破损。

护理提示

对于需要延长住院时间的患者,护士在预防各种并发症的发生方面起着重要的作用。预防各种来源的感染,包括皮肤破损,是护理工作的重要内容。护士还可以通过向患者和家属提供支持,包括准确地告知患者的病情进展,对各种检测和操作开展宣教,以及进行必要的社会心理支持,对患者的康复施以积极的影响。

信息速查

未能顺利脱机并经历了长时间机械通气的患者,需要细致的护理以防止其他并发症的发生。

肺炎

肺炎通常由细菌感染肺部引起,对于机械通气超过48小时的患者和术后出现膈肌功能障碍的患者,肺炎则更为常见。如果患者在手术后出现切口疼痛,导致不能有效地咳嗽和深呼吸,或者在手术后出现持续的左心室衰竭,导致肺泡内液体潴留,那么患者也有患肺炎的风险。

预防

对于延长了机械通气的患者,应加强护理以防止 VAP。VAP 预防套餐(一系列用于降低 VAP 发生率的操作)包括:保持床头抬高 30° 或更高;每天暂停镇静,以评估是否满足停呼吸机和拔管的条件;预防消化性溃疡;预防深静脉血栓形成;每日用 0.12% 葡萄糖酸氯己定进行口腔护理(DeRiso, Ladowski, Dillon, Justice 和 Peterson, 1996; Munro, Grap, Jones, McClish 和 Sessler, 2009; Stephens 和 Whitman, 2015a; Zillberg, Shorr 和 Kollef, 2009)。

评估

肺炎患者经常会出现呼吸急促、脉搏血氧饱和度下降和发热。听诊双肺呼吸音可能减弱,也可能是湿啰音。

诊断

如果在胸片上观察到肺实变,则强烈提示存在肺炎,且可表明感染的位置和大小。对通过痰诱导或支气管镜检查获取的痰进行培养,通常结果为阳性。

干预

在心脏手术后出现细菌性肺炎的患者需要应用抗生素。医生医嘱通常是初始先静脉应用抗生素,可能会逐步过渡到口服抗生素。术后发生肺炎通常会延长住院时间。

护理提示

现已证明,认真遵循VAP预防套餐可以降低VAP的发生率。护士在确保这些干预措施的有序实施方面发挥着重要作用。

信息速查

常规在所有术后心脏手术患者中使用0.12%葡萄糖酸氯己定进行口腔护理已被证明可降低术后VAP的发生率。

膈神经损伤

膈神经负责支配膈肌,其损伤可能会导致膈肌功能障碍。这种并发症很少见,手术中的发生率不到0.5%。手术期间在心包腔内使用冰泥(用于给心脏降温),或者获取乳内动脉,都可能会损伤膈神经。

预防

在心脏手术期间,许多外科医生和外科中心已经不再使用冰泥降温的方法。其他降温方法,如冷停搏液,可以在手术中更好地控制心脏的温度,且不会导致膈神经损伤(有关术中降温的详细信息,请参阅第4章)。

评估

如果只有一侧膈神经受损,除肺下叶不张外,几乎没有其他症状。如果两侧都有膈神经损伤,则拔除气管插管时可能会存在困难。在拔管期间,患者可能会经历反常呼吸、气促和二氧化碳潴留。

诊断

胸片检查可能显示在自主呼吸的呼气末期有单侧膈肌抬高。如果患者正在接受机械通气治疗,胸腔内压力升高,此时X线检查可能无法观察到膈肌抬高。

干预

有时为了稳定肌肉和防止呼吸矛盾运动,可能需要进行膈肌折叠。膈肌折叠将多余的膈肌组织折叠并缝合到位,以收紧膈肌,通常可以成功达到治疗效果(Versteegh 和 Tjien,2007)。

护理提示

心脏外科护士应该准备好向患者和家属解释这类并发症及其治疗方法。

信息速查

膈神经损伤是心脏手术中一种罕见的并发症,可能会导致拔管困难。

急性肺损伤

心脏手术后的急性肺损伤并不常见,但曾做过心脏手术、经历过休克、输注过大量血液制品的患者,发生急性肺损伤的风险相对较高。CPB对急性肺损伤的发生也可能起到了一定作用,因为它会诱发全身炎症反应。输血引起的肺损伤称为输血相关肺损伤(TRALL)。

临床警示！

急性呼吸窘迫综合征(ARDS)是急性肺损伤的一种极端形式,其特征是液体渗入肺泡腔、低氧血症和肺部的浸润。

预防

加强术后血流动力学状态的管理,以防止休克,尽量减少血液制品的使用,可能有助于预防急性肺损伤的发生。

评估

急性肺损伤的特征是听诊呼吸音减弱或闻及湿啰音,即使在给予高流量氧气的情况下也难以维持氧合,无法脱离呼吸机。

诊断

急性肺损伤患者在胸片上可能会观察到肺部浸润。ARDS患者的胸部X线片具有典型的"白肺"表现,仅可见少量能够交换氧气的肺组织。ABG可用于确定患者的氧合水平。

干预

急性肺损伤,尤其是ARDS,往往很难处理。应当为患者给予支持性治疗,其中维持氧合是首要的目标。小潮气量的使用已被证明可以防止进一步的肺损伤,并降低死亡的风险。

护理提示

维持充足的氧合是急性肺损伤的治疗目标。护士应与医生及呼吸治疗师合作，共同确定维持患者氧合的最佳策略。这些策略中，通常会包括使用低潮气量的方案。ABG被用来确定治疗是否有效或是否需要对治疗方案进行调整。

信息速查

急性肺损伤是一种心脏手术后少见但很严重的并发症，可能是CPB或多次输血引发的全身炎症反应的结果。

信息速查

长期低血压和CO下降，可能会导致体内多个器官系统的缺血。术后的首要护理目标，是维持术后的CO以满足全身灌注的需求，以及预防多种并发症的发生。在术后早期，肺部并发症的预防也是至关重要的。

参考文献

1. Bojar, R. M. (2011). *Manual of perioperative care in adult cardiac surgery* (5th ed.). West Sussex, UK: Wiley-Blackwell.

2. Coventry, B. J. (Ed.). (2014). *Cardio-thoracic, vascular, renal and transplant surgery*. London, UK: Springer.

3. DeRiso, A. J., II, Ladowski, J. S., Dillon, T. A., Justice, J. W., & Peterson, A. C. (1996). Chlorhexidine gluconate 0.12% oral rinse reduces the incidence of total nosocomial respiratory infection and nonprophylactic systemic antibiotic use in patients undergoing heart surgery. *Chest, 109,* 1556–1561. doi:10.1097/00019048-199609000-00006.

4. Hardin, S. R., & Kaplow, R. (Eds.). (2016). *Cardiac surgery essentials for critical care nursing* (2nd ed.). Sudbury, MA: Jones & Bartlett.

5. Hillis, L. D., Smith, P. K., Anderson, J. L., Bittl, J. A., Bridges C. R., Byrne J. G., ... Winniford, M. D. (2011). 2011 ACCF/AHA guideline for coro-

nary artery bypass graft surgery: A report of the American College of Cardiology Foundation/American Heart Association Task Force on Practice Guidelines. *Journal of the American College of Cardiology, 58*, e123–e210.

6. Jacobson, C., Marzlin, K., & Webner, C. (2015). *Cardiovascular nursing practice: A comprehensive resource manual and study guide for clinical nurses* (2nd ed.). Burien, WA: Cardiovascular Nursing Education Associates.

7. Munro, C. L., Grap, M. J., Jones, D. J., McClish, D. K., & Sessler, C. N. (2009). Chlorhexidine, toothbrushing, and preventing ventilator-associated pneumonia in critically ill adults. *American Journal of Critical Care, 18*, 428–437. doi:10.4037/ajcc2009792.

8. Steiner, M. E., & Despotis, G. J. (2007). Transfusion algorithms and how they apply to blood conservation: The high-risk cardiac surgical patient. *Hematology/Oncology Clinics of North America, 21*, 177–184. doi:10.1016/j.hoc.2006.11.009.

9. Stephens, R. S., & Whitman, G. J. R. (2015a). Postoperative critical care of the adult cardiac surgical patient: Part I: Routine postoperative care. *Critical Care Medicine, 43*, 1477–1497. doi:10.1097/CCM.0000000000001059.

10. Stephens, R. S., & Whitman, G. J. R. (2015b). Postoperative critical care of the adult cardiac surgical patient: Part II: Procedure-specific considerations, management of complications, and quality improvement. *Critical Care Medicine, 43*, 1995–2014. doi:10.1097/CCM.0000000000001171.

11. Versteegh, M. I. M., & Tjien, A. T. J. (2007). Diaphragm plication in adult patients with diaphragm paralysis. *Multimedia Manual of Cardiothoracic Surgery, 2007*(1217), mmcts.2006.002568. doi:10.1510/mmcts.2006.002568.

12. Zillberg, M. D., Shorr, A. F., & Kollef, M. H., (2009). Implementing quality improvements in the intensive care unit: Ventilator bundle as an example. *Critical Care Medicine, 37*(1), 305–309. doi:10.1097/CCM.0b013e3181926623.

第**11**章

转入普通病房

> 患者在 ICU 完成了心脏手术的初步康复之后，通常会被转入急诊病房或次级的监护病房，直至出院。在本章中，上述各种类型的病房将被统称为普通病房。患者转出是康复过程中的关键环节。在这一过程中可能出现许多问题，包括沟通障碍、仓促转运，以及缺乏全面的出院计划。有效的协作是成功转运患者的关键。

在本章，你将了解到：

1. 如何做好将患者转出 ICU 的准备

2. 转运时必须交接的关键信息

3. 为确保顺利转运患者，应采取的步骤

患者转运前的准备

患者转出 ICU 时，其血流动力学应足够稳定，可以接受较低的护理等级。每个普通病房都有自己的转入标准，这取决于该单元的人员配备情况，以及护士的培训和专业知识。通常,对患者状态的要求包括有稳定的呼吸状态和血压,以及没有应用支持血压或CO所需的静脉药物。转出ICU之前,患者的胸管和心外膜起搏导线可能已经拔除,也可能保留。患者应该在正确的地点、正确的时间由合格的临床医生进行护理。

心血管状态

在患者从ICU转出之前,必须拔除肺动脉导管。对于那些仍然需要测量CO、肺动脉压力或使用肺动脉导管收集其他指标的患者,仍然需要ICU护理,是无法转出的。尽管一些普通病房有能力护理戴有动脉管路的患者,但一般来说还是必须将动脉管路拔除后才能转至普通病房。患者在转出前,应该能通过口服药物维持稳定的血流动力学状态。部分患者可能需要某些低剂量的血管活性药物[如,$5\mu g/(kg\cdot min)$或更低剂量的多巴胺]或其他不需要滴定的静脉药物。

心脏手术患者需要持续的心电监测。在普通病房,还包括使用遥测监护仪。心脏手术后,患者发生房颤或其他心律失常的风险很高。房颤通常发生在术后第3天。通常情况下,心外膜起搏导线会一直保留到术后第4天左右。届时,如果不需要起搏导线,就可以将其拔除。如果患者曾有过心动过缓、传导阻滞、室性心律失常或房颤需要静脉注射胺碘酮,起搏导线可能会保留更长的时间,以备不时之需。

普通病房对患者的生命体征和整体评估,要比在ICU中的频率更低。如果有病情需要,生命体征可以每2小时评估一次,但通常是每4小时一次。身体评估通常也是每4小时进行一次。

呼吸状态

转入普通病房的患者,其呼吸状态应该是稳定的。转出ICU时,这些患者可能还需要氧疗,但不应再有呼吸困难。此外,如果仍有引流、存在胸腔积液或漏气,胸腔引流管可能仍会保留。对胸腔引流管引流量的监测频率通常也是低于ICU的。

如果需要,一些普通病房也会接受需要持续气道正压通气(CPAP)或双水平气道正压通气(BiPAP)的患者。一些病房配备有接受过培训的工作人员来照顾依靠机械呼吸机病情稳定的患者。这些患者必须在转出前进行了气管切开术。对于有气管插管的患者仍需要在ICU护理。

神经系统状态

许多心脏手术患者在手术后会出现神经系统并发症(更多信息请参见第13章和第14章)。脑卒中急性期的患者不能转入普通病房。有许多患者在谵妄或有神经系统受损的情况下转入普通病房,这些患者常常需要非常密切的监护来确保安全。在转出之前,应考虑病房的人员配备情况和密切监控这些患者的能力是否能够满足要求。

护理提示

　　无论是在ICU还是在普通病房,护士都有责任就患者的病情是否稳定、是否具备转出条件,发表自己的意见。如果必须转出,应将患者分配给普通病房中有经验的护士,或者如果分配给经验不足的护士,则应提供足够的帮助以保证对患者的护理治疗。请参阅本章下文中"特殊情况"的内容,对那些可能还不具备转出条件的患者进行了讨论。

信息速查

　　从ICU转到普通病房后,要保证患者的病情稳定。接收病房必须具备为这些转出患者进行护理的知识和技能。

患者与家庭教育

　　让患者和家属做好从ICU转到下一级病房进行护理的准备,是非常重要的。一些患者及其家人对于离开相对安全的ICU(Chaboyer,James和Kendall,2005)非常紧张。如果出现并发症或重症监护室住院时间延长,情况尤其如此。对一些人来说,随时都有护士在身边会感到非常踏实。ICU高技术含量的特点,虽然在术后早期显得过于强势,却能给患者和家属带来舒适和安全感。当转运至另一个病房时,患者对那里的工作人员并不熟悉,监护设备也不那么明显,这可能会令患者感到害怕。这种现象称为转运焦虑。

　　患者和家属往往对不同病房内人员配备比例的变化毫无思想准备,从而有了一种被遗弃的感觉。他们可能对在普通病房的护理抱有不切实际的期望,进而产生对新环境的不安全感和不信任感。如果 ICU 和普通病房的护士之间缺乏沟通,且转运的过程比较仓促,转运的准备不够充分,就有可能引发并加剧上述情况。如果普通病房的各种资源(包括护理高危患者的人力、知识和临床技能)配置不足,则可能会使问题更加严重(Haggstrom,Asplund 和 Kristiansen,2009)。

信息速查

　　要避免转运带来的焦虑,应该让患者和家属对普通病房的实际情况有充分的了解。为了让患者和家属为转科做好充分的准备,ICU 和普通病房之间的沟通是至关重要的。

转科准备

　　当患者和家属对普通病房有了充分的了解后,焦虑就会有所减轻。这对于 ICU 的护士来说可能有一定的难度,因为他们可能并不完全熟悉普通病房的治疗常规。因此,ICU 护士要熟悉患者即将前往的普通病房,这样他们才能在转科前对患者和家属进行充分的教育。如果有书面的告知内容,要学会充分利用这些材料。

　　有一些可以用于转科过程的策略,能够帮助缓解患者和家属可能产生的焦虑。要让患者和家属明白,ICU 只是一个临时的居所,转移到普通病房意味着病情的好转和治愈。对于患者和家属而言,应该以积极的态度讨论普通病房和护士。ICU 的护士不应该苛责普通病房的知识、技能或人员配备水平——如果患者或家属无意中听到这些话,将会打击他们的信心,在转科时引发更多的焦虑。只要条件允许,应该告知患者和家属转科的计划,并让他们参与到计划中来。如果没有特殊情况,应在医疗资源更充足、人员配备更好、患者亲属可以参与的白天将患者转移到普通病房。应该鼓励患者和家属提出问题,并了解最新的医疗进展。

护理提示

病房之间的顺利过渡依赖于ICU和普通病房的护士之间建立良好的工作关系和有效的沟通。此外,患者和家属应做好准备,通过教育转移对中级护理单元的现实期望。这些策略减少了患者和家属的焦虑,并可能最终减少并发症。

信息速查

应该把转入普通病房,作为患者病情好转和痊愈的证据。

交接沟通

对患者而言,护理工作的转变,以及科室之间的交接,是一个存在风险的过程。相关信息可能是不正确的、被误解的或完全被遗漏的。如果交接时重要信息沟通不当,可能会导致延误转科、错误转科、患者跌倒或患者其他不良事件(Dra-cup和Morris,2008)。联合委员会[1]认识到,交接时的沟通是患者安全的重要内容之一。2006年,联合委员会将交接时的

---

[1]译者注:联合委员会,英文为Joint Commission on Accreditations on Healthcare Organizations,JCAHO,全称为美国医疗机构评审联合委员会,是美国国内实施医疗机构评审的专业组织,也是美国乃至世界上历史最悠久的、最大的医院评审机构。

沟通作为美国国家患者安全目标,并在2010年将其升级为护理标准。然而,在交接过程中,信息沟通中的隔阂依然存在。据估计,至少有30%的医疗事故索赔与沟通失败有关,并在5年内导致了1744例患者的死亡(The Joint Commission,2017年)。ICU护士和普通病房护士之间的沟通对于每例患者的安全转运都至关重要。

普通病房的护士经常会因为接收ICU的患者而感到焦虑。这些患者往往需要更多的护理,并且比那些已在普通病房住了几天的患者更容易发生并发症。ICU与普通病房护士之间的良好关系对于减轻护士的焦虑感、改善他们的沟通具有重要意义。建立协作的关系有助于实现最平稳的过渡,对患者是最为有利的。如果普通病房的护士受到了ICU护士的恐吓——这种事常常发生在新护士或缺乏经验的护士身上,结果可能会导致护士在沟通时无法提出重要的问题,并可能错过或误解有关患者护理的重要信息。一些ICU护士有时觉得普通病房的护士在资历和技能上不如ICU护士。这种态度也会对关键的沟通造成干扰。

ICU和普通病房在环境和文化上都是存在差异的。ICU的护理更多地集中在医疗技术和对患者的监护上。在普通病房,这些内容在患者护理中所占的比例要低得多。普通病房的护士更注重对患者的教育,帮助患者更好地照顾自己,并推动患者走向出院。普通病房患者的病情没有那么严重,但人数更多。在ICU中,医生可能不像在ICU那样容易获得中间护理。如果患者的转运过程包括让普通病房的护士去ICU,那么两者在环境上的差异可能会让他们非常紧张。

ICU护士和普通病房的护士在沟通方式上也常常存在差

异。ICU护士可能倾向于交接患者住院期间的一切内容,以及在ICU发生的所有细节。而从普通病房护士的角度来看,这些内容往往过于详尽,显得交接既冗长又无必要。此外,ICU护士在交接时更容易关注医疗重点,普通病房的护士则通常会更关注患者的能力(例如,活动能力、饮食和自我进食的能力)。

出于上述这些原因,ICU和普通病房护士之间的协作可能会存在一定难度。当患者有明确的特殊需求,比如有专门的设备必须提前安排时,更有可能需要两部门护士间的协作。如果患者有一定概率会因心脏手术后并发症而重新转入ICU,ICU护士可能会更担心和保护这些患者,从而增加了与病房护士的协作。如果患者转运时携带有普通病房护士不熟悉的设备、操作或药物,ICU护士通常会花更多的时间来进行患者信息的交接。

信息速查

ICU和普通病房护士之间的协作,对于患者在两科之间顺利转运至关重要。

必须沟通的信息

沟通对于患者的护理和维护患者的安全至关重要。患者住院期间,交接沟通或交接班的时间段,是非常关键且容易出问题的节点。在此期间,信息可能并经常被忽略和曲解,从而增加了错误发生的概率。当患者从一个病房转到另一个病房时,由于接收病房的护士不熟悉患者,上述情况更容易发生。护理人员之间的沟通是一个如此重要的问题,故而联合委员会要求各医院必须有标准的沟通形式,并安排足够的时间进行提问和回答问题。其中有一种方法是SBAR(即情况、背景、评估、建议)。其他一些已知能够改善交接沟通的方法包括:允许提问的面对面口头报告、有限地打断次数、每次都以相同的顺序陈述信息、由接收护士重复交接内容以确保理解,以及由接收护士对患者当前的状态和历史资料进行回顾(Haig,Sutton和Whittington,2006)。

为了顺利完成转科,应对患者的需求和常规治疗进行交接。只要可能,ICU和普通病房之间的医嘱应保持一致。应对医嘱和患者的药物进行审核,包括转科当天已经服用的药物。在药物管理上的错误沟通可能会导致用药差错,出现药物过量或不足的情况(参见表11.1,了解在转科报告中应包含的内容示例)。

表11.1　从ICU转到普通病房时需要交接的关键信息

操作、并发症与医嘱	身体和心理康复情况	家属及其他问题
外科手术名称 在ICU或手术室进行的任何其他手术 发生的并发症 医生的医嘱 应用的药物	查体评估的结果 在ICU期间的活动能力 疼痛水平、上次服用的镇痛药物 激励性肺活量测定结果 需要进行的操作(例如,换药)及下一次操作的时间 心理因素(例如,抑郁、焦虑、拒绝参与护理治疗)	家属是否来过,以及与患者的沟通情况 家属的焦虑程度 家庭成员遇到的任何问题 患者出院后在家中由谁照顾

交接沟通是患者护理的关键组成部分。每次转运患者时,都应该采用所在医疗机构中用于交接的标准形式。接收护士应就任何需要明确的问题进行询问,这些问题必须得到准确的答复。护理工作者之间的敌意与恐吓,会阻碍信息的传达,并可能对患者的康复产生负面影响。

交接沟通对于防止医疗差错和保障患者安全至关重要。采用一致的方式报告病情并允许提问,对于改进交接沟通非常重要。

特殊情况

为腾出床位而进行的紧急转科

将患者从 ICU 转移到普通病房的决策,往往要涉及患者是否具备转科条件,以及医院床位的情况。在 ICU 急需床位时安排患者紧急转科,可能会给所有的相关人员(ICU 和普通病房护士、患者和家属)都带来压力。当护士觉得患者的状况还达不到转到普通病房的条件时,延迟或延缓转科也并不罕见。然而,这可能会对医院内的患者周转造成问题。

文献中有证据表明,由于 ICU 病床短缺,患者有时会在准备就绪之前,就被转到了普通病房。如果普通病房没有足够的条件来护理此类患者(即,没有足够的人员配备、知识或能力去护理急性患者;Chaboyer 等,2005;医疗保健改善研究所,2003),就可能会造成患者再次转回 ICU 的隐患。此外,还存在发生本可预防的并发症,或者并发症可能无法及时发现的风险。如果这类问题持续存在,就可能需要监护室负责人或医院管理层介入,协助找到一个既能够保证患者安全又可以满足院内患者周转需要的解决方案。这些措施可能包括为普通病房提供额外的资源和教育。医疗改善研究所(IHI)拥有良好的资源,可帮助医院领导者改善医院的患者周转,从而为患者提供足够的床位(Rutherford,Provost,Kotagal,Luther 和 Anderson,2017)。

如果患者经常因 ICU 病床短缺而不是病情稳定进行转科,心脏外科护士应与医院经营与管理者合作,制订既能满足医院需求,又能确保患者安全的策略。

从 ICU 转入长期护理机构

并不是所有的患者都会从 ICU 转到普通病房。在某些情况下,比如出于保险的原因,患者可能会从 ICU 转到另一家医院。另一种趋势则是将长期住院、经历了多种并发症、身体虚弱的患者转移到长期护理机构。这些机构旨在为危重或急症护理患者提供一个月或更长时间的护理。这些机构的工作人员在护理这些患者方面接受过专门的培训,通常是呼吸机脱机、逐步开始运动和康复方面的专家。

当把心脏手术后的患者送到另一个机构时,关键是所有的医疗记录都要复印或打印出来,与患者一起转运,并给出一份全面的口头报告。就像 ICU 和普通病房之间的交接一样,完整和准确的信息交流对患者的安全至关重要。接收机构的护士可能不熟悉心脏手术后患者的护理。心脏手术患者特有的情况，如切口护理和活动限制，交接时都应予以回顾。如果条件允许，应将有关这些情况的书面信息发送给接收机构。

ICU联络护士

有些医院会安排一名ICU联络护士来协助从ICU到普通病房的转运。通常情况下都是一名有ICU经验的护士，他会与ICU和普通病房护士一起工作，以协助不同护理等级之间的过渡。这一角色也可以由出院计划护士或高级执业护士（临床护士专家、临床护士长或执业护士）来完成。某些联络护士是唯一有资格教育患者和家属，并影响他们对转科看法的人。联络护士还可以为普通病房护士在急症患者的护理或新设备、药物或操作知识方面提供支持和教育。

信息速查

并不是每例患者的转科都是按照常规进行的。有些患者在具备转科条件之前，就被匆忙地进行了转科。此外，还有可能将患者转往别的机构。在这些情况下，良好的交接沟通更为重要。

参考文献

1. Chaboyer, W., James, H., & Kendall, M. (2005). Transitional care after the intensive care unit: Current trends and future directions. *Critical Care Nurse, 25*(3), 16–28. Retrieved from http://ccn.aacnjournals.org/content/25/3/16.short .
2. Dracup, K., & Morris, P. E. (2008). Passing the torch: The challenge of hand-offs. *American Journal of Critical Care, 17*(2), 95–97. Retrieved from http://ajcc.aacnjournals.org/content/17/2/95.full .
3. Haggstrom, M., Asplund, K., & Kristiansen, L. (2009). Struggle with a gap between intensive care units and general wards. *International

Journal of Qualitative Studies on Health and Well-Being, 4, 181–192. doi:10.1080/17482620903072508.

4. Haig, K. M., Sutton, S., & Whittington, J. (2006). SBAR: A shared mental model for improving communication between clinicians. *Joint Commission Journal on Quality and Patient Safety, 32*(3), 167–175. doi:10.1016/S1553-7250(06)32022-3.

5. Institute for Healthcare Improvement. (2003). *Optimizing patient flow: Moving patients smoothly through acute care settings* [IHI Innovation Series white paper]. Boston, MA: Author. Retrieved from http://www.ihi.org/resources/Pages/IHIWhitePapers/Optimizing PatientFlowMovingPatientsSmoothlyThroughAcuteCareSettings.aspx

6. The Joint Commission. (2017, September 12). *Sentinel Event Alert 58: Inadequate hand-off communication.* Retrieved from https://www. jointcommission.org/assets/1/18/SEA_58_Hand_off_Comms_9_6_17_ FINAL_(1).pdf.

7. Rutherford, P. A., Provost, L. P., Kotagal, U. R., Luther, K., & Anderson, A. (2017). *Achieving hospital-wide patient flow* [IHI White paper]. Cambridge, MA: Institute for Healthcare Improvement. Retrieved from http:// www.ihi.org/resources/Pages/IHIWhitePapers/Achieving-Hospital -wide-Patient-Flow.aspx.

第 **12** 章

走向康复

心脏手术后让患者尽快出院回家的压力不断增加。对于没有并发症的患者，大多数医疗机构都有应遵循的具体时间表或临床路径。一旦患者从ICU转到普通病房，就有望平稳地过渡到出院。护士需要意识到患者需要什么样的护理，从而来帮助他们实现这些目标。在实现快速出院目标的过程中，护士发挥了其特有的作用。

在本章，你将了解到：

1. 患者出院前需要达到的目标

2. 实现出院目标的过程

恢复的目标

心脏手术后，大多数患者在术后第1天或第2天转出重症监护室。转出的实际时间取决于手术完成的时间、为患者拔除气管插管的速度及血流动力学是否稳定。手术后未出现严重并发症的患者应大致遵循下面将要讨论的时间表。

一些患者,包括高龄和术前有多种合并疾病,如呼吸系统疾病、糖尿病、肥胖、肾衰竭、MI、心脏停搏或心源性休克的患者,恢复过程会比预期时间要长(Jacobson,Marzlin 和 Webner,2015)。

心血管状态

心脏手术后的主要目标之一是维持心血管系统的稳定。无并发症的患者应确保血流动力学稳定,并在术后第1天停用血管活性药物。一旦病情稳定,肺动脉导管和任何动脉置管都可以拔除。中心静脉置管应予保留,以备患者需要接受可能会损伤外周血管的药物时应用。对于不再需要中心静脉置管的患者,应在拔除中心静脉置管之前留置外周血管的液路。在出院前应保持静脉液路的畅通。

护理提示

为确保这些侵入性的置管在不需要的时候能够及时拔除,护士应发挥积极作用。在拔除肺动脉导管或动脉置管,或放置外周静脉置管、拔除中心静脉置管时,应该有医生的医嘱。

信息速查

侵入性监测导管和中心置管应尽早拔除,以防发生导管相关性的血液感染。

一旦转入普通病房,心脏手术患者应改为使用遥测设备进行监测,因为患者在手术后的这段时间内发生心律失常的风险非常高。转科后,应每4~8小时监测一次生命体征,直至出院。

药物治疗

除非有禁忌证,阿司匹林应在术后6小时内开始服用。如果患者不能口服阿司匹林,则应通过鼻胃(NG)管或栓剂给药。血小板计数低于100 000/mm³的患者暂不给予阿司匹林。对阿司匹林不耐受的患者可给予氯吡格雷(波立维)、普拉格雷或替格瑞洛(倍林达),来代替(而非合并使用)阿司匹林(Stephens和Whitman,2015)。只要患者血流动力学稳定,血压和心率可以耐受(通常收缩压高于90~100mmHg,心率高于每分钟50~55次),就应该尽早开始使用β-受体阻滞剂。血清钾离子应维持在4~5mmol/L或以上,血清镁离子应维持在2mmol/L或以上。

护理提示

遵医嘱给药对于心脏手术患者预防并发症至关重要。阿司匹林可提高移植物的通畅率,防止植入瓣膜后的血栓栓塞。β-受体阻滞剂可降低围术期MI的发生率,并有助于预防房颤和其他心律失常的发生。维持相应的血清钾和镁离子水平对预防心律失常很重要。

心外膜起搏导线

患者心率稳定、不再需要起搏器的辅助后,应对心外膜起搏导线进行电气隔离处理,并贴在患者胸部。电气隔离可以利用手套的手指部分、塑料针帽或其他非导电材料来覆盖裸露的导线。电线应该用胶带进行原位固定,以防止意外拉出。在接触心外膜起搏导线时,应始终戴手套,以防止接触导线未绝缘的部分。

临床警示!

注意不要徒手触摸起搏导线未绝缘的金属端。静电可以通过电线直接传导到患者的心脏。

信息速查

不使用心外膜起搏导线时,应对起搏导线进行电气隔离的保护,以防止电击心脏。同时,还要确保在紧急需要起搏的情况下,起搏导线能快速找到并使用。

如果心外膜起搏导线没有给患者起搏,并且患者的心率已经稳定至少24小时,则应在术后第4天或第5天拔除。心外膜起搏导线必须在出院之前拔除。这些导线可以由医生或其他受过专业训练的人员拔除。通常可以通过按压导线穿出部位并直接用力牵拉,将起搏导线拔除。心外膜起搏导线拔除后,患者应卧床休息1小时,并进行数小时的监测,以观察有无心脏压塞征象(Bojar,2011)。

护理提示

心外膜起搏导线必须进行妥善的护理,以免发生并发症。这些导线必须进行电气隔离处理并妥善固定,以避免意外脱出。起搏导线拔出后,必须监测患者是否存在心脏压塞的症状和体征(关于心脏压塞的更多知识,请参见第10章)。

呼吸状况

　　患者应在术后4~12小时内脱离呼吸机并拔除气管插管。拔管之后,患者通常需要有几天进行低流量吸氧。在此期间,患者的血氧饱和度应保持在92%以上。除非患者在术前就依赖氧气,否则应在出院前停止吸氧。患者在清醒状态下,应每小时使用激励性肺活量计进行一次呼吸功能锻炼,这对治疗术后肺不张至关重要。还应鼓励患者咳嗽,以清除呼吸道内任何可能存在的分泌物。在咳嗽时,患者应用手臂环抱一个枕头,并将枕头紧紧地贴在胸前,压好胸部正中的切口。该动作可以稳定手术切口,并减轻咳嗽和深呼吸带来的疼痛。

护理提示

　　应该教育并鼓励患者咳嗽、深呼吸,并每小时进行一次呼吸功能锻炼。要尽可能教育和动员患者家属,以帮助提醒患者进行这些重要的呼吸锻炼。

信息速查

　　咳嗽、深呼吸和激励性呼吸功能锻炼对肺的复张以及改善术后肺不张都很重要。要让患者和家属明白,这些锻炼和活动是他们能完成的最重要的事情,可以加速患者的康复并减少并发症。

出入量管理

　　手术后应每小时统计一次入量和出量。尿量应保持大于$0.5mL/(kg\cdot h)$。应该每天监测体重,并与术前体重进行比较。心脏手术后水肿和液体潴留很常见。利尿剂——尤其是呋塞米（Lasix）——通常用于帮助清除体内多余的水分。水肿会影响切口的愈合，治疗的目标是使患者恢复到术前的体重。

利尿剂通常用于减轻水肿，帮助患者恢复到术前的体重。这对患者伤口的愈合很重要。

伤口和引流

评估外科伤口和引流对于预防和发现感染的早期迹象和症状非常重要。在手术前（切皮前1小时之内）预防性给予抗生素，并持续应用24~48小时。除非有感染的征象，否则术后抗生素使用不应该超过48小时。感染的症状和体征包括切口部位发红、切口疼痛或压痛（尤其是疼痛加重时）、切口部位渗出、发热或萎靡不振。

护理提示

应就感染的迹象和症状对患者进行宣教。在出院之前，他们需要了解这些知识，并需要知道在住院期间应向护士或医生报告哪些情况。

引流

患者通常会带着导尿管和一根或多根胸管转出手术室。除非有保留导尿管的指征，否则为了降低导管相关尿路感染的风险，应在不晚于术后2天的时间内拔除导尿管（Gould等，2017）。根据美国疾病控制与预防中心的要求，在减少医院获得性感染的活动中，以下情况允许导尿管在术后2天后继续保留：

- 如果患者患有急性尿潴留或膀胱出口梗阻；
- 如果需要对危重患者的尿量进行精确计量；
- 如果需要帮助尿失禁患者的骶骨或会阴开放性伤口愈合；
- 如果患者需要长时间卧床；
- 如果需要提高临终护理的舒适度。

当8小时内引流量少于100~150mL且无漏气时，可根据医嘱，由留置胸管的医生或经过专门培训的护士拔除胸腔引流管。胸腔引流管拔除之后，应使用无菌敷料覆盖胸腔引流管部位48小时。之后，应每班观察胸腔引流管部位是否有感染迹象。

胸骨正中切口

手术切口的感染可能会非常严重。胸骨正中切口一旦感染，可能会成为非常麻烦的问题。为了防止感染，可以实行一些措施用来保持胸骨切口的稳定性。应该明确限制患者能举起物体的重量，并教会他们如何使用手臂撑起自己的身体，这些限制通常被称为预防胸骨哆开的措施。（胸骨哆开的预防措施举例见框12.1。）

胸骨正中切口对于胸围较大的女性来说尤其成问题。受重力影响，乳房向下、向外侧的拉伸，会导致切口疼痛加剧、愈合迟缓，并增加感染风险。这类女性在术后佩戴B罩杯或更大罩杯的胸罩，可能会更舒适，如果能佩戴支撑型胸罩，则感染的风险会更低。最好采用前部搭扣且不会摩擦切口的胸罩。如果有人可以帮忙的话，也可以佩戴背部搭扣的胸罩，因

框 12.1   预防胸骨哆开的措施;患者说明

- 不要举起、推或拉重量超过 10 磅(1 磅≈0.454kg)的物体
- 在术后 1 个月内,避免手臂过度伸展(肘部不要高于肩膀,不要把手伸到身后)
- 当别人帮你移动身体时,不要让他们拉你的胳膊
- 准备站立时,用腿部肌肉将自己向上推,手臂只是引导你保持平衡
- 要从躺着的姿势变换到坐着的姿势,先将身体侧卧,用手肘向上推身体
- 如果你听到胸骨发出爆裂声或咔嗒声,及时告知你的护士或医生

为将双臂伸到背部来扣紧胸罩会给切口带来张力。即使是胸部较小的女性,胸罩也可以为胸骨切口提供一定的支撑,所以一些医疗机构建议所有女性在术后都应佩戴胸罩。

护理提示

预防胸骨哆开的措施教育应持续进行并不断强化,这一点很重要,因为患者经常忘记这些注意事项,并试图伸手够东西或者推重物。患者家属也应该接受相关指导,以便他们可以在医院和家里帮助患者加强预防胸骨哆开的措施。

信息速查

对于胸骨正中切口的患者,遵循预防胸骨哆开的措施、要求女性在术后佩戴胸罩,均可以降低胸骨感染的风险。

切口护理

患者可能会在胸部(胸骨正中切开、胸骨部分切开、匙孔或其他微创手术入路)、手腕和(或)单侧或双侧下肢有切口。此外,胸管或心外膜起搏导线拔除后的部位,可能进行了缝合,或也可能未缝合。正确护理手术切口,教育患者和家属如何在家护理切口,对于预防感染至关重要。手术后,应立即用无菌敷料覆盖切口,并保持48~72小时。这段时间后,除非切口有引流,应去除敷料,保持切口处空气流通。无菌敷料一旦移除,应每天清洁切口。根据医疗机构的治疗原则和外科医生的习惯,切口要么用温和的肥皂和水清洗,以去除可能存在的碎片和任何细菌,要么用抗菌溶液(聚维酮碘或氯己定)清洗。无论哪种方式,都应该指导患者如何清洁自己的切口,为出院做准备。

有切口的肢体发生水肿,会延迟伤口的愈合,这种情况最常见于下肢。手术后,可以用弹力绷带包扎相应的肢体,以减轻水肿。用弹力绷带包扎的四肢,必须密切观察四肢末梢循环血运。应该至少每隔几个小时评估一次局部的循环、感觉和运动情况。至少每班取下包扎物检查一次,观察该处皮肤是否有过度受压的区域。如果需要重新包扎四肢,绷带应该从远心端缠绕到近心端。一旦患者可以下床活动,应保持水肿的四肢抬高,以尽量减轻水肿和切口上的张力。理想情况下,要减轻水肿,下肢应该抬高到心脏水平或高于心脏水平。

护理提示

出院时,患者和家属应该知道如何在家护理切口。患者或家属应在指导下进行切口护理的训练,并于出院时学会独立护理切口。患者在院期间,水肿的肢体应该抬高,同时应教导患者在家也应如此操作。

信息速查

恰当的切口护理和尽量减少水肿可以促进切口愈合并降低感染风险。患者和家属应在出院回家前学会切口的护理。

疼痛控制

未能有效控制的疼痛会影响患者进行深呼吸,阻碍患者进行更多的活动,导致无法如期实现治疗目标。为了让患者保持舒适,应适时给予止痛药物。手术后应立即使用静脉止痛药。通常,使用麻醉性止痛药(如吗啡、氢吗啡酮或芬太尼)。这些药物可以通过患者控制的设备或根据需要应用。也可以使用非甾体抗炎药(NSAID),如酮咯酸。如果使用,NSAID的使用时间不得超过72小时,如果有肾脏问题或出血问题,则禁止使用。一旦患者可以进食,应开始口服止痛药,此时通常采用联合用药[对乙酰氨基酚(泰诺)和麻醉药]的方式。对于剧烈疼痛,可以静脉应用麻醉药。

确切的疼痛评估至关重要,患者应充分参与这一过程。衡量疼痛程度的最可靠指标来自患者自身的陈述。应根据使用的疼痛量表,询问每位患者可接受的疼痛程度。这个可接受的程度应该是他们仍然能够进行深呼吸和适当活动的疼痛水平。应尽一切努力将疼痛水平保持于或低于患者的这一水平。

一些患者,尤其是老年人,会拒绝服用止痛药。有时这些患者是因为害怕上瘾或存在副作用。他们可能在躺着时很舒服,但活动时会有剧烈的疼痛,这种情况会影响切口的愈合。应让患者明白,将疼痛控制在能耐受活动量增加、进行深呼吸的水平非常重要,这样可以促进切口的愈合和身体的康复。

还有一些患者可能会需要大量的止痛药。一种原因可能是患者平时在家服用阿片类止痛药治疗慢性疼痛,产生了耐药性;另一种原因可能是由于该类患者先天的耐受性更高或比常人的药物代谢率更快。只要患者主诉有疼痛,就应该给予疼痛治疗。一旦患者被认为存在"觅药行为",便可能无法得到足够的止痛药物,也可能会更难康复。如果对疼痛管理存在疑问,应该尽可能请疼痛管理专家会诊。

护理提示

责任护士在疼痛管理中起着关键作用。合理的疼痛管理应包括充分的疼痛评估和对疼痛治疗反应的评估。疼痛治疗的目标不是消除所有疼痛,而是让患者能够活动和呼吸,以防止发生手术并发症。患者的疼痛程度完全取决于他们的表述。

信息速查

管理疼痛,对恢复过程很重要,通常使用麻醉止痛药,这可以允许患者根据需要移动和深呼吸。

营养和胃肠护理

在术前和术后患者都要进行禁食（NPO）。气管插管时，患者通常留置 NG 管或口胃（OG）管。为患者拔除气管插管后，可同时拔除胃管，并开始食用流质饮食。一般来说，随着对饮食类型的逐步耐受，到术后第 2 天或第 3 天，大多数患者都可摄入固体食物。饮食应具有个体化，但大多数患者只允许采用低钠饮食。如果患者有糖尿病，应给予低钠、限制碳水的饮食。此外，也可能会有其他饮食限制或特殊需求（如果存在肾脏问题，则进行肾病饮食；再如，素食主义或患者要求的其他一些饮食限制）。

患者术后食欲不佳是很常见的。应该尝试寻找患者想吃的食物。通常，这都是些密度较轻的食物。应该鼓励患者尽可能摄入更多的食物，同时也应告诉他们手术后食欲缺乏是正常的。由于患者存在食欲不佳的问题，一些外科医生倾向于在食欲恢复之前的几周不限制患者的饮食。

肠道护理

围术期服用的许多药物会减慢胃肠道的蠕动。其中又属麻醉药和镇静药的影响最为常见。在患者出院前，一定要确保肠道功能是正常的。多数患者术后都需要肠道护理，包括服用大便软化剂和泻药。患者拔管并能够服用口服药物后，应立即开始使用大便软化剂。从术后第 2 天开始，应对患者的肠道功能进行评估。在接下来的几天里，根据医生的医嘱，可能会逐渐加强泻药的剂量，直到排出粪便。例如，患者可以从西梅汁、车前草（美达施）或氢氧化镁（镁牛奶）开始。如果没有效果,可以给予泻药栓剂。灌肠可以作为辅助排便的最后方法。

护理提示

肠道护理通常是根据需要进行的。护士有权询问排便情况,并根据医生的医嘱给患者服用泻药。在住院期间,应提前开始这一治疗,最好在患者感觉不舒服并要求服用泻药之前进行。

信息速查

出院时,患者应能进食并有排便功能。应尽早开始渐进式肠道护理,以确保患者在出院前可以排便。

血糖控制

控制血糖对术后恢复至关重要。在接受心脏手术的患者中,多达80%的人会在术后最初几天出现血糖升高。即使是非糖尿病患者也可能出现应激性的高血糖。心脏手术后高血糖会增加死亡率、胸骨感染和其他并发症的发病率。至少术后最初3天保持血糖在可控范围内,是可以降低这些风险的。关于最佳目标血糖范围的研究有很多,研究表明,血糖控制在140~180mg/dL的范围对于心脏手术患者来说是比较理想的(Duggan、Carlson 和 Umpierrez,2017)。对于术后早期血糖水平超过180mg/dL的患者,可能需要注射胰岛素。

术后运动

心脏手术后的恢复需要运动和休息交替渐进来进行。应该每天逐步增加患者下床的时间、行走时长和频次。患者拔管之后，就应该被扶下床坐在椅子上。术后第1天，患者应该每天坐3次椅子。当患者在术后第2天，转入普通病房后，应该每天在房间里走动3次，并向每天在走廊里走动4次努力。患者起初可能需要帮助，但随着他们的康复，他们应该能够在没有帮助的情况下行走。出院时，患者应该能够每天至少在走廊走动4次。如果可能的话，应创造机会，让患者在出院前在相关人员的帮助下进行爬楼梯的训练。

护理提示

心脏外科护士在鼓励患者增加活动量、帮助他们行走，以及使患者和家属明确行走在康复过程中的重要性等方面起着至关重要的作用。

信息速查

逐渐增加患者的活动量，直至可以每天至少在走廊里走动4次，对患者的康复是很重要的。

实验室检查

心脏手术后，定期进行血细胞计数和血清生化检查是非常重要的。手术后即刻，就应根据医生的医嘱，进行全血细胞计数（CBC）、全代谢（化学）套餐、动脉血气、凝血酶原时间/国

际标准化比值(PT/INR)、部分凝血活酶时间(PTT)、胸片和12
导联EKG。如果怀疑出血,应根据医嘱重新复查CBC、PT/INR
和PTT。应按照医嘱定期复查血清钾和镁,以确保其数值在
正常范围内。患者血流动力学稳定之后,血生化和血常规检
查改为每日一次。如果患者正在服用华法林(香豆素),应每
天复查PT/INR。患者气管插管或留置胸管期间,应该每天行
胸片检查。拔除胸管后也应进行胸部X线检查。出院前,除
了日常的实验室检查外,还应做一次12导联EKG检查。进行
了瓣膜置换手术的患者通常要在出院前再做一次超声心动图
检查,以评估新瓣膜的功能。

抗凝治疗

　　一些心脏手术患者,包括所有置换机械瓣膜的患者、大多
数置换生物瓣膜的患者(短期抗凝),以及持续性或永久性房
颤患者,在出院前都需要接受抗凝治疗。需要抗凝治疗的患
者通常在术后第1天或第2天开始服用华法林(香豆素),并需
要在出院前达到抗凝目标值。PT/INR的目标范围取决于患者
的情况,但通常房颤和大多数瓣膜置换术后的目标INR为2~
3,一些机械瓣膜的INR为2.5~3.5。对每例患者而言,应选择
一个目标INR而不是一个INR范围(例如,对于有机械瓣膜的
患者,设定目标INR为2.5),以防止抗凝治疗中不必要的波动
(Nishimura等,2017)。虽然现在已经有了几种新的口服抗凝
剂,但还均未在心脏手术患者中进行过研究。在没有更多证
据或成熟的使用方法之前,大多数需要抗凝治疗的心脏手术
患者还将继续接受华法林治疗。

出院计划

出院计划是恢复过程的重要组成部分,应尽早开始计划。理想情况下,对家庭环境,如家属或看护人员的情况、是否有楼梯、是否有充足的食物等,在入院做手术前就应开始进行评估。患者转入普通病房后,就应进行进一步的评估以确定出院时需要哪些医疗用品。此外,如果需要特殊的照护服务,如家庭护理或专业护理,应尽早确定,以便做出安排。

护理提示

责任护士应与出院规划师及病例管理者①合作,确定患者出院时的需求,并做出安排以满足这些需求。家属也应该参与这个过程。

宣教

对患者和家属进行宣教是让患者做好出院准备的最重要内容之一,绝不能等到患者要出院那一天才开始进行。在患者住院的每一天,都应该对患者和家属进行药物治疗、出院进度、疼痛控制和疼痛药物治疗、对活动水平的预期、胸骨并发症的预防措施、切口护理、感染迹象和症状以及饮食方面进行

---

①译者注:出院规划师(Discharge planner)一般由具有硕士学位的社会工作者或注册护士担任,负责协调患者从医疗中心出院到家中或长期护理机构(如疗养院或康复中心)的出院。其职责从患者入院时即开始,一直持续到患者整个住院期间。出院规划师要负责向保险公司记录患者继续住院治疗的必要性。在美国,所有参与医疗保险计划的医院都必须制订出院计划。病例管理者(Case Manager)是指在特定环境下协调患者护理以提供最佳治疗的持照护士。

宣教。患者应该尽可能多地参与到自身的护理过程中来。因为患者只能把住院期间所学内容的一小部分记下来,所以重复对他们的学习很重要。在可能的情况下,患者的家属,尤其是将来要在家里照顾患者的家庭成员,也应该参与进来。如果条件允许,患者应该收到出院时的书面材料,概述家庭护理的要求。患者和家属还应参加出院课程或观看关于家庭护理的出院视频(出院宣教将在第15章中详细讨论)。

> **护理提示**
>
> 患者教育是护士的责任,应该贯穿于整个住院期间。所有护理人员都应该有教学记录,这样宣教就可以无缝衔接,每位护理人员都可以从上一位护理人员结束的地方开始继续宣教。

信息速查

护士在患者心脏手术后的恢复中起着关键作用,其工作核心是监测并发症和预防并发症的发生。鼓励患者进行深呼吸,与患者一起逐步增加活动量,教育患者和家属自我护理是预防术后并发症的最重要方法。

参考文献

1. Bojar, R. M. (2011). *Manual of perioperative care in adult cardiac surgery* (5th ed.). West Sussex, UK: Wiley-Blackwell.
2. Duggan, E. W., Carlson, K., & Umpierrez, G. E. (2017). Perioperative hyperglycemia management: An update. *Anesthesiology, 126*(3), 547–560. doi:10.1097/ALN.0000000000001515.
3. Gould, C. V., Umscheid, C. A., Agarwal, R. K., Kuntz, G., Pegues, D. A., & Healthcare Infection Control Practices Advisory Committee. (2017). *Guideline for prevention of catheter-associated urinary tract infections 2009*. Retrieved from https://www.cdc.gov/infectioncontrol/pdf/guidelines/cauti-guidelines.pdf.

4. Jacobson, C., Marzlin, K., & Webner, C. (2015). *Cardiovascular nursing practice: A comprehensive resource manual and study guide for clinical nurses* (2nd ed.). Burien, WA: Cardiovascular Nursing Education Associates.

5. Nishimura, R. A., Otto, C. M., Bonow, R. O., Carabello, B. A., Erwin, J. P., Fleisher, L. A., ... Thompson, A. (2017). 2017 AHA/ACC focused update of the 2014 AHA/ACC guideline for the management of patients with valvular heart disease. *Circulation, 135,* e1159–e1195. doi:10.1161/CIR.0000000000000503.

6. Stephens, R. S., & Whitman, G. J. R. (2015). Postoperative critical care of the adult cardiac surgical patient: Part I: Routine postoperative care. *Critical Care Medicine, 43,* 1477–1497. doi:10.1097/CCM.0000000000001059.

第13章

康复过程中的并发症

　　心脏手术之后，并发症可能发生在康复过程中的很多时间节点上。本章是第10章的延续，讨论了在住院后期，通常是在患者转出ICU后，容易出现的并发症。然而，第10章讨论的并发症可能在住院后期发生，本章讨论的并发症也可能发生在术后早期。无论是上述何种情况，对护理人员而言，重要的是要意识到潜在的并发症，并尽早识别，以便开始治疗。此外，卒中是心脏手术的一个主要并发症，足以改变患者的生活轨迹，并使患者和家属非常痛苦。卒中可能发生在患者康复过程中的任何阶段，将在第14章中进行讨论。

　　延长住院时间的患者也可能会出现其他一些与住院相关的并发症。这些并发症不在本书的讨论范围内，同样，最重要的是要预防这些并发症，如果无法预防并且确实发生了，就要及早识别并进行治疗。这些并发症可能包括压疮；长时间通气的并发症，如气管切开术；肌肉质量下降和衰弱；发育迟缓；营养不良和管饲；以及感染，包括尿路感染和各种耐药微生物感染等。

在本章,你将了解到:

1. 预防和治疗患者住院后期可能出现的常见术后并发症

2. 可能预示潜在并发症的评估、实验室检查和X线检查结果

传导问题

心脏手术后可能会出现许多心律失常和其他传导问题。心律失常可能起源于心房、房室结或心室。任何心律失常都有可能降低CO,这对心脏手术后的患者来说是有害的。护士必须能够识别心律失常并知道该采取什么措施。

房颤

房颤是心脏手术后的常见并发症,通常会延长住院时间(关于房颤的描述,参见第7章)。心脏手术后,30%~40%的患者会出现室上性心律失常,其中大多数为房颤或心房扑动(Stephens 和 Whitman,2015a)。房颤的发生率因手术类型而异,在瓣膜手术或冠状动脉旁路移植术合并瓣膜手术后相对更为常见。其原因包括瓣膜疾病导致了心房的扩大,以及在为了显露瓣膜进行修复或置换时在心房上做的手术切口。对心房组织的破坏使患者更易发生房颤。

房颤通常在手术后1~3天发生。发生房颤的风险随着年龄的增长而增加,老年患者发生术后房颤的风险最高。其他危险因素包括术前存在房性心律失常、既往心脏手术、低钾或低镁、瓣膜性心脏病和心房扩大。心房组织的操作、容量超负荷、电解质异常、低温、CPB引起的炎症反应、心肌缺血和心包炎增加了房颤发生的可能性。

房颤时,由于失去了心房的搏动作用,会导致CO下降20%。心脏术后,很多患者无法耐受这种程度的CO下降,所以其目标是恢复正常的窦性心律,而并非仅仅控制心室率。在手术前房颤超过6个月的患者很可能无法成功转换为正常窦性心律,对这些患者的治疗目标是将心室率控制在每分钟100次以下(Bojar,2011;Coventry,2014)。

预防

服用预防性药物可以将房颤的发生率降低50%(Stephens和Whitman,2015a)。每天服用β-受体阻滞剂预防房颤非常有效,但如果患者存在心动过缓或传导阻滞的时候不能使用。胺碘酮(可达龙)也有效,但也禁止用于有心动过缓或传导阻滞的患者。此外,胺碘酮对肺、肝和甲状腺有毒性作用。索他洛尔在预防房颤方面也非常有效,但潜在的副作用限制了其使用。有证据表明,心脏手术前后常规服用硫酸镁可以降低房颤的发生率。最后,还有一种非药物的方法,即双心房起搏,但是需要心外膜起搏导线,并且不如β-受体阻滞剂有效(Stephens和Whitman,2015a)。

评估

心脏手术后,应持续监测心律。注意检查生命体征,尤其是血压、心率、呼吸频率和脉搏血氧饱和度。当出现房颤时,需要监测患者的血流动力学是否稳定。血流动力学不稳定的迹象包括低血压、精神状态改变、外周灌注不足和尿量减少。此外,有些患者在房颤时会出现呼吸急促或头晕,还有些患者会感到心悸。已转为房颤的患者应协助其卧床或维持卧床状态,直到确定其反应状况。

诊断

对于任何房颤患者,都应该进行12导联EKG检查。血清电解质,特别是钾和镁,如果这些化验数值低,应立即补充。

干预

房颤患者的治疗目的是恢复正常窦性心律或控制心室率。应根据患者的病史和房颤时的血流动力学是否稳定选择治疗方法。一旦患者出现房颤,应立即通知医生,并由医生确定治疗方案。血流动力学不稳定的患者需要立即治疗,通常是进行同步电复律。对于血流动力学稳定且能耐受房颤心律的患者,则有时间可以尝试各种治疗方法。

同步电复律通常用于将患者恢复到正常窦性心律,是通过使用与患者的QRS同步的电流来实现。血流动力学不稳定的房颤患者应立即行同步电复律。如果首先给予抗心律失常药物,心脏复律成功的概率会更高。血流动力学稳定的患者,可以首先尝试抗心律失常药物治疗,如果药物治疗不能转变为正常的窦性心律,则随后进行同步电复律。常用的抗心律失常药物包括胺碘酮和伊布利特。也可以使用美托洛尔和地尔硫卓。

对于一些患者,尤其是在术前有永久性房颤病史的患者和血流动力学稳定的患者,治疗目标是控制房颤的心室率,而不是试图转复为正常的窦性心律。此外,如果尝试转复到正常窦性心律不成功,控制心室率可能是最佳的选择。保持心室率低于每分钟100次可以增加心室的充盈时间,从而提高

CO。如果需要控制心率，最常用的药物是β-受体阻滞剂、钙通道阻滞剂和地高辛（Hardin 和 Kaplow，2010；Jacobson，Marzlin 和 Webner，2015）。

临床警示！

房颤超过几个小时的患者需要抗凝治疗，这是由于心房中的血液会发生淤滞，并有可能形成血栓，甚至可能会栓塞到身体的其他部位。通常，在口服华法林将国际标准化比值提高到2~3之前，给予肝素进行桥接抗凝。

护理提示

心脏外科护士在护理患者时需要关注患者的心律。应识别新发的房颤，并能立即对患者的血流动力学是否稳定进行评估。评估期间获取的信息应传达给医生，以便制订治疗计划。对血流动力学不稳定的患者，护士应该预见到会马上进行心脏同步电复律。

信息速查

房颤在心脏手术后非常常见，可导致CO降低和血流动力学不稳定。当患者出现房颤时，应采取措施将患者转为正常窦性心律或控制心室率。

传导阻滞

在心脏手术中，房室结可能因手术操作或水肿而受损，并导致各种类型的心脏传导阻滞（Ⅰ型、Ⅱ型——文氏或莫氏Ⅱ型，或完全性心脏传导阻滞）。这些阻滞可能是一过性的，尤其是由房室结水肿引起的传导阻滞,但却可能导致危险的心率下降和CO降低。

预防

心脏手术后,所有患者都应监测心率和节律。任何心脏传导阻滞都应通知医生,以便开始适当的治疗。

评估

正如前面讨论房颤时提到的,对于出现传导阻滞的患者应评估血流动力学是否稳定。要监测患者的生命体征,评估精神状态和意识状态,并确定患者的主观感受。重要的是要判断组织灌注是否充足。

诊断

应该做12导联的EKG,以确定是哪种类型的传导阻滞。

干预

出现传导阻滞且血流动力学不稳定的患者应按照医生的医嘱进行起搏治疗。如果有心外膜起搏导线可用,可将导线连接到临时起搏器,初始起搏心率应以能满足组织灌注并维持CO为目标(图13.1)。如果没有心外膜起搏导线,而患者又有低血压或其他血流动力学严重不稳定的迹象,应开始经皮起搏。经皮起搏是非常痛苦的。应按照医生的医嘱给予镇痛治疗,并应尽快放置经静脉的起搏导线。对于不太紧急的患者,可以放置经静脉起搏导线并开始经静脉起搏,而无须首先经皮起搏。

如果患者需要起搏,并且传导阻滞在一两天内没有缓解,可能需要永久起搏器。必要的话,应在出院前安置永久起搏器。

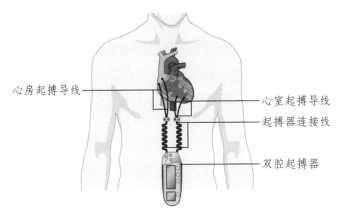

心房起搏导线

心室起搏导线

起搏器连接线

双腔起搏器

图13.1 使用心外膜起搏导线起搏。

护理提示

如果患者出现传导阻滞,应立即评估患者的血流动力学是否稳定。如果患者因传导阻滞而出现心动过缓或血流动力学不稳定,应立即通知医生。心脏外科护士应预见到可能要予以起搏治疗,并准备好相关物品。

信息速查

影响房室结的传导阻滞在心脏手术后经常发生,可能是暂时的或永久性的。伴随血流动力学不稳定的心动过缓需要进行起搏治疗。

室性心律失常

心脏手术后可能出现室性期前收缩(PVC)、室性心动过速(VT)或心室颤动(VF),但发生率要低于房性心律失常。室性期前收缩是比较常见的,但只要血清钾和血清镁维持在正常水平,一般不会出现大问题。一过性的室性心动过速也很常见,可能与心肌再灌注损伤有关。室性心律失常更常见于近期MI或围术期MI、左心室功能差、CPB时间较长、术后需要正性肌力药物或主动脉内球囊反搏的患者。

预防

按照医嘱将血清钾维持在4mmol/L以上和血清镁维持在2mmol/L以上,可以预防一些室性心律失常。一些外科医生更喜欢保持较高的血清钾水平(4.5 mmol/L或5mmol/L)以防止心律失常。

评估

发生室性心律失常的患者应立即进行血流动力学稳定性的评估。

临床警示!

血流动力学不稳定的室性心律失常患者需要立即使用高级心脏生命支持(ACLS)或心脏外科高级生命支持(CALS)方案进行干预,以防止死亡。有关CALS和致命心律失常治疗的更多信息,请参见第9章。

诊断

室性期前收缩或室性心动过速且病情稳定的患者,可通过12导联EKG检查确定心律失常的确切性质。对于任何一种快速心律失常,都建议使用心房心外膜电极来确定是心房还是心室起源,如下所述(Drew等,2004):

- 可以用床旁监护仪或标准12导联EKG机记录心房心电图(图13.2)。在床旁即时记录心房心电图的最简单方法是将患者胸部导联导线从胸壁上取下,将电极与心房心外膜起搏器导线末端相连。

- 接触心外膜起搏器导线时应戴上橡胶手套,因为在敏感的患者中,少量电流逆流至心脏就可以诱发心室颤动(Drew等,2004)。

- 心房心电图放大了节律中的心房电活动,甚至可以显示隐藏在QRS波中的P波。例如,在已存在束支传导阻滞的患者中,很难判断心动过速是房颤合并快速心室反应还是室性心动过速,但心房心电图可以显示是否有心房电活动(Bell和Sargood,2007; McRae,Chan和Imperial-Perez,2010)。

此外,还要抽血化验血清钾、镁的水平。血流动力学不稳定的患者需要立即干预,不能为了完成12导联EKG而耽误治疗。在进行其他干预措施时,应同时抽血进行血清电解质化验。

干预

血流动力学稳定的患者,可以通过寻找和纠正潜在的病因来治疗室性期前收缩或室性心动过速,这些措施包括寻找

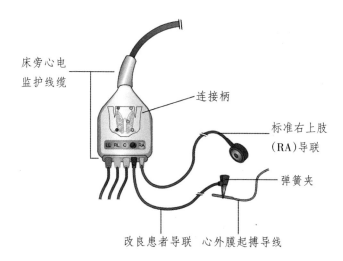

床旁心电
监护线缆

连接柄

标准右上肢
（RA）导联

弹簧夹

改良患者导联　心外膜起搏导线

图13.2　心房心外膜起搏导线可用于获得心房心电图，可以有助于区分室上心动过速和室性心动过速。

缺血的证据或补充钾和镁。室性心律失常患者应避免使用强心药。对于室性心动过速，可使用抗心律失常药物，如胺碘酮（可达龙），将心律转复为窦性节律。对于出现室性心动过速或心室颤动且血流动力学不稳定的患者，必须按照ACLS或CALS方案立即采取抢救措施。

护理提示

血清镁和血清钾应保持在规定的范围内。护士应警惕可能危及生命的节律变化，并立即采取行动。

信息速查

室性心律失常不像房性心律失常那么常见，但往往更加致命。责任护士应该备好ACLS或CALS方案，以恢复正常的心脏节律。

神经系统功能障碍

心脏手术后的神经系统并发症可能非常严重,足以影响患者的死亡率和生活质量。在心脏手术后的第1周内,多达50%的患者可能会出现一些认知障碍,许多患者在手术后6周仍然存在认知障碍。神经系统并发症增加了患者转到康复机构或长期护理机构而非出院回家的可能性。发生神经系统并发症的危险因素包括高龄(70岁以上)、肺部疾病或高血压病史、糖尿病、不稳定型心绞痛或神经功能受损病史、过量饮酒史、术后心律失常病史,以及既往心脏手术病史。主动脉粥样硬化和颈动脉疾病也是危险因素,因为斑块在手术过程中可能破裂并栓塞大脑动脉。会对血流产生影响的颈动脉疾病,在低流量状态(低血压或CPB)下可能会造成脑缺血(Bojar,2011)。

心脏手术后的神经系统并发症分为两大类。第一类包括脑卒中、短暂性脑缺血发作(TIA)、局灶性神经功能缺损和昏迷。这些并发症会显著增加死亡风险并明显延长住院时间。第二类包括意识混乱、躁动、智力下降、定向障碍和记忆缺陷。这些通常被称为脑病的并发症,在临床上更为常见,死亡率较低,并可能导致住院时间延长(Coventry,2014)。脑卒中将在第14章中做专门的介绍。

轻度认知能力减退在手术后很常见,其表现包括记忆缺陷,以及在解决问题、注意力和学习等方面的困难。大多数轻度认知减退患者的症状会在术后1~2个月内逐步改善。

预防

对于高危患者,可在手术中采取预防措施。例如,对主动脉粥样硬化的患者,避免在主动脉部位的操作就能降低风险。在预防神经系统并发症方面,护士也可以通过在复温过程中避免患者体温过高、避免术后低血压和高血糖等发挥重要作用。所有这些问题都可能会增加并发症发生的风险。

评估

对所有的心脏手术患者都应常规进行神经系统的评估。如果患者在术后停止镇静后无法苏醒、无法遵循指令或移动四肢,则应怀疑脑卒中。此外,还应注意局灶性的神经功能缺损,如面部下垂、身体侧肌力减退、失语、视力改变或瞳孔改变,尤其是单侧的改变。不幸的是,由于麻醉苏醒和对各种药物反应的复杂性,评估往往很困难。疑似脑卒中的患者应由神经科医生会诊并进行脑部影像学检查以明确诊断(更多信息请参见第14章)。

术后脑病更难诊断和管理。患者可能会出现谵妄,表现为注意力不集中、认知障碍、记忆障碍、定向障碍、知觉变化和言语混乱。这些急性的表现也可能会伴有躁动。躁动是指患者产生极端的声音或行为,会威胁到患者自身或医务人员的安全。谵妄和躁动常同时发生,但也可能只出现谵妄没有躁动。使用经过验证的工具,例如ICU意识模糊评估方法(CAM-ICU),以确定患者是否有谵妄,将有助于进一步的诊断和治疗。

诊断

疑似谵妄的患者也应检查电解质、肝功能、肾功能和动脉血气,以帮助确定谵妄的原因。谵妄的原因见框13.1。

框13.1　用"THINK"记忆谵妄的潜在原因

(T)中毒情况与药物

■ 充血性心力衰竭、休克、脱水

■ 致谵妄药物(镇静剂严格滴定应用)

■ 新发的器官衰竭(例如,肝、肾)

(H)低氧血症

(I)感染/败血症(院内感染)

(I)瘫痪

(N)非药物影响(这些是被忽视了?)

■ 助听器、眼镜、睡眠、音乐、噪声控制、步行

(K)钾或其他电解质问题

Source: Balas, M. C., Vasilevskis, E. E., Burke, W. J., Boehm, L., Pun, B.T., Olsen, K. M., … Ely, E. W.(2012). Critical care nurses' role in implementing the "ABCDE bundle" into practice. *Critical care Nurse*, 32(2), 35–48. doi:10.4037/ccn2012229

干预

脑病和谵妄的治疗包括查找并治疗病因、提供支持性的环境,以及使用药物和非药物治疗谵妄。谵妄的潜在原因已在框13.1中列出。止痛药和许多治疗心脏的药物都有可能导致谵妄,尤其是在老年患者中。应对各种药物,尤其是那些新批准使用的,进行仔细的评估,确定该药是否可能导致谵妄。如果找不到术后脑病或谵妄的原因,便有可能是手术后遗症。一般来说,患者转出ICU后,脑病和谵妄的症状会有所改善。对于那些已经出现谵妄的患者,也应为之提供支持性的环境。要经常安慰患者并帮助其对环境进行再适应。在此期间,还要确保患者的安全。此外,由于家属可能会非常担心,要对他们进行适当的宣教。有一个由危重症、脑功能障碍和生存

（CIBS）中心资助的网站（www.icudelirium.org），可以为医疗专业人员、患者和家属提供很好的管理谵妄的相关资源。

护理提示

仔细评估神经系统，并注意与基线情况相比有什么变化，对于神经系统问题的早期识别很重要。对于老年患者和其他高危患者，应该在手术前使患者和家属意识到手术后可能出现认知障碍、意识混乱和躁动。对于出现这些并发症的患者，应提供一个具备保护性和支持性的环境。家庭成员也可能会需要情感上的支持，尤其是当他们所爱的人焦虑不安的时候。

护士通过预防发热、维持合适的血压和将血糖控制在合适的水平，在防止神经系统并发症的进展方面发挥着巨大的作用。更多信息参见第14章。

信息速查

心脏手术后的神经系统并发症是导致患者死亡的重要原因之一。应监测患者的局灶性神经功能缺损，以及谵妄和认知障碍。要积极寻找这些症状潜在的可逆病因。

感染

伤口感染可能会很严重，甚至可能威胁生命。护理心脏手术患者的护士在预防感染、早期识别感染方面发挥着重要的作用。任何外科伤口都可能发生感染，如胸骨正中切口、胸部微创小切口或匙孔手术的切口、手臂或下肢取血管的部位或胸管穿出部位等。伤口感染的危险因素见表13.1。

手术部位感染（SSI）是根据组织受影响的严重程度和深

表13.1　心脏手术后伤口感染的危险因素

术前危险因素	术中危险因素	术后危险因素
糖尿病	使用双侧乳内动脉	术后胸部左侧开胸
高龄	手术时间延长(大于4	二次开胸
肥胖	小时)	输血超过5U
乳房偏大	CPB时间长	机械通气时间延长
肺部疾病	长时间低温(时间超	心肺复苏时间延长
术前住院时间超过5天	过手术时长)	低CO
营养不良		胸骨不稳定
肾衰竭		身体其他部位感染
呼吸系统疾病		
吸烟		
免疫抑制		
应用类固醇		

度进行分类的。浅表SSI涉及切口部位的皮肤和皮下组织。深部SSI涉及手术切口下方的肌肉、筋膜或骨骼(通常是胸骨正中切口下方的胸骨)。器官或腔隙SSI涉及心脏本身或纵隔内的组织(胸骨下的组织)。这种分类适用于在术后30天内发生的感染,或者如果存在植入物,则适用于手术后第1年发生的感染。大多数心脏手术都会留下植入物(置换的人造瓣膜或瓣膜成形环、胸骨钢丝、钛夹或其他标志物)。

预防

　　手术前可以采取一些措施来预防感染。只要有可能,就要遵循这些措施进行操作。但对于急诊手术的患者,这些措施可能并不适用。因此,这类患者感染的风险也会更高。

　　先前存在感染的患者应事先接受相应的治疗以减少交叉感染的风险。应该小心地剪除手术部位的毛发,并注意避免划伤皮肤，否则会增加感染的风险，这也是为什么毛发应该剪掉而不是剃掉的原因。用抗菌肥皂清洁皮肤可以有效减少手术前皮肤上的细菌数量。清洁皮肤最晚应在手术前一晚进行，范围包括所有可能进行切口的部位。在手术室，切口部位应在切皮前用葡萄糖酸氯己定或聚维酮碘消毒。除去这些措施，都应该在手术前和术后48小时内预防性应用抗生素。

手术后，认真洗手是预防手术感染最重要的方法之一。血糖控制对于降低感染风险也很重要。心脏手术后，血糖应控制在180mg/dL（10mmol/L）以下。这一标准，对于糖尿病患者，以及之前不知道自己有糖尿病的人来说都是如此。

切口应避免接触感染性物质，术后应在切口上覆盖无菌敷料。虽然在不同医疗结构，用无菌敷料覆盖伤口的时间存在差别，但通常是在24~72小时之间，这是上皮细胞爬满切口并封闭切口的时间。在此之后，就可以去除敷料，使切口暴露在空气中，除非伤口有渗出，后者往往表明切口还没有被上皮细胞覆盖。切口暴露在空气中之后，应注意防止接触被污染的物品。心电监护连接线、血压袖带和听诊器等设备均应仔细清洁，或使用一次性设备。

取一条或两条大隐静脉供搭桥的患者有感染的风险，原因在于大隐静脉取走后下肢会有水肿和肿胀的情况。水肿会导致下肢切口有液体渗出，导致切口不容易愈合。防止下肢切口感染和其他并发症的一个重要措施就是尽可能减轻下肢肿胀。利尿剂也可以用来减轻水肿。此外，当患者不活动时，将下肢抬高到心脏水平或高于心脏水平，对减轻下肢水肿也至关重要。

评估

去除无菌敷料之后,切口应至少每班评估一次。切口感染的迹象包括切口边缘向两侧分离、严重疼痛或压痛、发红、有异味、肿胀和渗出——特别是如果渗出物较稠、呈脓性、发绿或有异味的时候。如果患者的切口疼痛突然增加,这也是感染的迹象。下肢切口有浆性渗出是很常见的,除非伴有其他感染迹象,否则不一定提示感染。但胸骨切口的任何液体的渗出,通常是伤口感染的第一个迹象。

桡动脉切口和胸部正中切口需要额外关注。如果在胸部正中切口听到爆裂声或咔嗒声,或者如果患者反映自己听到了爆裂声或咔嗒声,应通知外科医生,这表明胸骨固定不稳定,可能是感染的迹象。有桡动脉切口的患者应该评估手部的循环,评估内容包括颜色、温度、毛细血管再充盈时间和尺动脉的搏动。

还应该对患者进行全身感染的评估。发热、寒战和白细胞计数升高预示可能存在手术切口感染。

诊断

为了明确诊断伤口感染并确定是由什么微生物引起的,就应该进行伤口培养。在进行胸骨清创术之前,X线检查、CT扫描或MRI扫描可能有助于确定感染的深度。

干预

治疗方法取决于感染的程度,浅表性SSI可以仅使用抗生素治疗,通常最初是在医院静脉应用抗生素,之后患者带口服抗生素出院回家。除抗生素外,深部SSI通常需要外科清创,伤口负压吸引治疗经常被用来加速伤口的愈合。

胸骨伤口的深部SSI的治疗往往需要进行清创术,并且可能需要在切口内放置导管以持续输注抗生素。如果感染累及胸骨,胸骨的感染部分需要切除。如果需要切除整个胸骨,可以用胸大肌或腹直肌转移肌瓣填补心前区的缺损,肌瓣的转移通常由整形外科医生完成。

护理提示

心脏外科护士是预防感染的关键。如果在手术前就发现了感染迹象,应通知外科医生。感染的迹象包括:白细胞计数升高、尿液中发现细菌或皮肤感染,如真菌感染或蜂窝织炎。严格洗手可防止许多感染。正确的切口护理、对接触患者的物品进行清洁,对于预防感染也至关重要。

许多感染直到患者出院后才逐渐显现出来,因此,向患者进行有关感染症状和体征的教育,对感染的早期识别很重要。患者和家属应该知道出院时手术切口是什么状态,这样当切口情况发生变化的时候,他们才能及时发现。如果怀疑感染,他们也应该知道该与谁取得联系(Hardin和Kaplow,2010;Jacobson等,2015)。

信息速查

感染是心脏手术后一种非常严重的并发症,甚至可能会危及生命。应该采取各种措施防止感染,并做到对感染的早期识别,因为早期治疗可以有效改善预后。

肝素诱导的血小板减少症

血小板减少症是指血小板计数的减少。心脏手术时,血小板的减少可能有多种原因,如CPB和血液稀释对血小板的破坏。还有一个重要的原因,是血小板是对肝素的反应。肝素诱导性血小板减少症(HIT)是由肝素诱导形成了血小板活化抗体引发的。这种血小板活化抗体会导致凝血酶形成和出现高凝状态。由于以前在心导管介入术中接触过肝素,或在手术中大剂量和长时间使用肝素,使得心脏手术的患者有发生HIT的风险。HIT可能会给患者带来非常严重的血栓并发症。全身各部位和器官,包括四肢,可能因血栓形成而失去血液供应进而发生坏死(Jacobson等,2015)。

预防

尽可能避免肝素暴露,大多数医疗机构都有减少肝素暴露的措施,例如使用盐水代替肝素来为外周和中心静脉管路封管、充当动脉管路冲洗液。护士在早期识别HIT的征象中起着重要的作用,早发现、早治疗可以防止由过度凝血导致的HIT不良后果。

评估

应每天监测血小板计数,并评估患者是否存在血栓形成的临床症状和体征。要评估皮肤的温度和颜色,并注意各种皮肤损伤或感觉异常的情况。仔细监测外周脉搏。注意脑卒中、MI、肺栓塞和肾功能损害的症状和体征,所有这些都可能是血栓形成导致的结果。

诊断

如果血小板计数低于150 000/mm³或低于基线值的50%，则应考虑HIT的诊断。血小板计数的下降通常发生在第一次肝素暴露后的5~14天之内，心脏手术患者通常在手术前的血管造影中接受肝素，因此，可能在手术后5天之内就出现血小板计数的改变。此外，还要向实验室递送血样，进行血小板抗体的确认检测。

干预

当怀疑HIT时，必须停止所有含肝素物品的应用。任何含肝素的冲洗溶液及肝素涂层导管都包括在内。由于HIT是一种血栓性疾病，即使HIT还尚未被实验室证实，也应该使用非肝素抗凝剂。阿加曲班、来匹芦定和比卢伐定都是不含肝素的直接凝血酶抑制剂，可用于预防HIT血栓形成。

护理提示

心脏外科护士应观察血小板计数的变化，如果出现明显下降，应通知医生。早期识别和治疗对预防血栓形成很重要。如果怀疑有HIT，应在获得确证的实验室检测结果之前就开始治疗。如果出现HIT的临床症状，即使实验室结果为阴性，医生也可以选择继续使用非肝素抗凝剂治疗。

HIT是肝素使用过程中的严重并发症,尽管血小板计数出现下降,但却是一种血栓前状态,通常会导致在不同部位形成血栓,并可能会导致器官功能障碍或截肢。

肾衰竭

术后急性肾损伤是心脏手术后的一个重大问题,半数患者会出现肾功能下降(血清肌酐升高25%;Stephens 和 Whitman,2015b)。高达5%的患者需要透析或其他肾脏替代治疗。与术后急性肾损伤有关的危险因素包括术前肾功能障碍、外周动脉疾病、高龄、种族、女性、需要胰岛素治疗的糖尿病、急诊手术、术前主动脉内球囊反搏,以及充血性心力衰竭或休克(Hillis等,2011)。心脏手术后急性肾损伤的原因尚不完全清楚,但可能与肾脏灌注不良有关。需要肾脏替代治疗的急性肾损伤大大增加了死亡风险和ICU及住院时间,并可能导致超出围术期后的问题(Stephens 和 Whitman,2015b)。

预防

护士在预防肾衰竭的工作中发挥着重要作用,通过优化前负荷和CO来维持肾脏灌注是预防术后肾衰竭的关键,换句话说,预防低血压可以预防肾衰竭。对于肾功能不全的患者来说,了解肾毒性药物并避免在术后服用这些药物对于防止肾脏疾病的进展非常重要。

评估

术后应密切监测尿量,如果尿量降至0.5mL/(kg·h)以下,应通知医生,以便采取措施防止肾功能不全和肾衰竭。

诊断

在患者从手术室转到监护室后,应立即根据医生的医嘱完成生化全项的化验,之后也要定期复查。血清肌酐水平高于2mg/dL或血清肌酐水平持续上升往往提示有肾功能不全。

干预

对于有肾功能不全风险或已经发生肾功能不全的患者,应避免低血压、前负荷下降和CO降低的情况。如果血清肌酐持续升高,应请肾内科医生会诊。可以尝试血液透析或其他肾脏替代疗法,以期肾功能能够恢复。如果肾功能没有改善,可能需要终身透析。

临床警示!

在对肾功能不全患者使用利尿剂和肾脏治疗剂量的多巴胺方面,目前仍存在争议。利尿剂通常会增加尿量,但可能会减少前负荷,从而减少流向肾脏的血液,加剧这一问题。一些外科医生为了增加肾脏的血流量,仍然在使用肾脏治疗剂量的多巴胺。然而,尽管低剂量多巴胺可以增加尿量并降低血清肌酐,但没有证据表明使用它可以提高存活率或降低肾衰竭的发生率(Hillis等,2011)。

护理提示

心脏外科护士可以通过管理血流动力学在预防肾功能不全和肾衰竭方面发挥重要作用。低血压和CO降低是主要病因，应该尽量避免。护士应与药剂师合作，识别并避免使用肾毒性药物。例如，布洛芬和酮咯酸就具有肾毒性。此外，许多抗生素也具有肾毒性，或者在肾功能不全的患者中需要调整剂量。

信息速查

围术期的许多因素都可能使患者易患肾脏并发症。为了防止持续肾脏损伤可能造成的肾衰竭，护士应注重维持血压和CO的重要性。

胃肠道并发症

在心脏手术的患者中，胃肠道（GI）并发症的发生率仅为0.1%~1%（Hillis等，2011）。对于发生GI并发症的患者，死亡率约为50%。大多数GI并发症直到术后第6~7天才出现症状，其危险因素包括长时间CPB、长时间机械通气、感染性休克和肾脏并发症。

围术期低血压和低CO可能导致肠系膜和内脏动脉缺血，进而造成肠缺血。其他GI并发症包括肠梗阻、上消化道出血、急性胰腺炎、胆囊炎和急性肝衰竭。

预防

保持足够的血压和CO可以预防部分GI并发症。

评估

GI的症状可能并不明确,通常是非典型的症状。患者通常很难描述因胃肠道并发症而出现的症状,因此极难诊断。应常规对胃肠功能进行评估,包括肠鸣音,以及患者是否排便或者排气。

诊断

实验室检查,包括全血细胞计数和生化全项,可能有助于诊断GI并发症。怀疑有GI并发症时,腹部X线片可能会有所帮助。内镜检查可用于诊断GI出血。

干预

GI并发症应对症治疗,并给予患者支持性治疗。常规的肠道评估和护理、规范使用大便软化剂和泻药、鼓励患者活动,可以帮助预防术后便秘和可能出现的术后肠梗阻。对于其他并发症,可以请胃肠专家会诊进行专科治疗。GI出血的患者可以使用内镜检查来定位和烧灼出血的区域。

护理提示

护士可以通过预防低血压和低CO来预防一些GI并发症的发生。

信息速查

GI并发症很少,但死亡率很高。通常很难诊断,可能在患者住院后期或出院后发生。

心包切开术后综合征

心包切开术后综合征是一种能够引起心包炎症的自身免疫反应，可能在手术后几周到几个月出现，通常会有心包积液，并且可能会非常严重，甚至导致心脏压塞。心包切开术后综合征也可能导致桥血管早期闭塞和缩窄性心包炎。

预防

由于心包切开术后综合征通常在出院后出现，所以最好的预防措施是让患者意识到要注意哪些症状，以及在什么情况下应该打电话给医生。有证据表明，预防性服用NSAID或秋水仙碱可以预防部分心包切开术后综合征的发生。

评估

患者可能会有心前区胸痛和心包摩擦音，还可能出现发热、不适和关节痛。

诊断

白细胞计数和嗜酸性粒细胞会出现升高，作为炎症反应标志的红细胞沉降率也会升高，胸片通常显示心包积液，超声心动图可用于检测心包积液或心脏压塞。

干预

心包切开术后综合征患者的初始治疗包括使用利尿剂和阿司匹林。如果无效，使用NSAID通常能达到治疗效果。如果症状持续，可以使用类固醇。如果心包积液量较大或引起症状,可以进行心包穿刺引流。

护理提示

出院后,患者应该知道要注意哪些症状,以及如果出现这些症状,应该打电话联系谁。如果患者带着预防心包切开术后综合征的药物出院回家,应该让他们了解其原理。

信息速查

心包切开术后综合征是一种炎症性疾病,可在心脏手术后数周至数月发生。

抑郁症

许多心血管疾病患者都有抑郁症状,抑郁症患者的发病率和死亡率也会更高。心脏手术前、后出现抑郁症状的患者有更高的并发症发病率。虽然抑郁症和心脏手术后并发症之间的联系尚未完全明确,但抑郁症似乎会引起真正的生理学变化,如血小板反应性增加、心率变异性降低(与MI后猝死风险增加有关)。此外,抑郁症患者不太容易依从处方药的治疗方案,应进行必要的生活方式改变,以降低心血管风险因素。

抑郁症的症状似乎在手术后几天内达到高峰,并随着时间的推移逐步减轻,疼痛、睡眠不足和失控可能会导致抑郁的情况(Hardin和Kaplow,2010;Jacobson等,2015)。

预防

尽管预防心脏手术后的抑郁症可能是不可能的,但可以通过识别和治疗降低与抑郁症相关的各种风险。

评估

心脏手术后抑郁症可能很难评估。如果患者表现出对各种活动(与家人交谈、吃饭、自我护理、走动)不怎么感兴趣,或表达出抑郁或绝望的情绪,就可能需要进一步的干预。

诊断

没有诊断手段或实验室检查可以提示抑郁症。但是,社会工作者或专业的心理健康从业者可以使用一些经过验证的问卷,来证明抑郁症的存在及严重程度。

干预

已知患有抑郁症且在手术前服用抗抑郁药的患者,手术后应尽快重新开始服用这些药物;对于抑郁症状不太严重的患者,可以通过鼓励他们与亲友联系,或进行可获得成就感的活动来帮助他们。

消极的看法、信念或想法可能是心脏手术后抑郁的主要内容,患者可能会觉得他们再也不能工作或做他们喜欢的事情了。心脏手术后的康复教育可能会帮助到有这些感觉的患者。

抑郁症状严重的患者,或者通过与亲友联系、了解术后康复情况收效甚微的患者,会需要额外的干预。在患者住院期间,应向社会工作者或心理健康专家咨询。应该在出院时提供各种资源来帮助抑郁症患者。心脏康复计划中应包含对抑郁症和有其他心理社会问题的帮助内容。

护理提示

护士往往身处一个独特的位置,能够注意到患者表现出的抑郁行为。虽然抑郁症在手术后很常见,但还是应该进行积极治疗以减少与之相关的并发症。应该让患者和家庭成员意识到可能会发生抑郁症,并告诉他们在有需要时应该联系谁以寻求帮助。

信息速查

抑郁症是心脏手术后常见且严重的疾病,与非抑郁症患者相比,拥有更高的并发症发病率和死亡率。早期识别是治疗的关键。

参考文献

1. Balas, M. C., Vasilevskis, E. E., Burke, W. J., Boehm, L., Pun, B.T., Olsen, K. M., ... Ely, E. W. (2012). Critical care nurses' role in implementing the "ABCDE bundle" into practice. *Critical Care Nurse, 32*(2), 35–48. doi:10.4037/ccn2012229.
2. Bell, L., & Sargood, T. (2007). Atrial electrograms after cardiac surgery. *American Journal of Critical Care, 16,* 360. Retrieved from http://ajcc.aacnjournals.org/content/16/4/360.full.
3. Bojar, R. M. (2011). *Manual of perioperative care in adult cardiac surgery* (5th ed.). West Sussex, UK: Wiley-Blackwell.
4. Coventry, B. J. (Ed.). (2014). *Cardio-thoracic, vascular, renal and transplant surgery.* London, UK: Springer.
5. Drew, B. J., Califf, R. M., Funk, M., Kaufman, E. S., Krucoff, M. W., Laks, M. M., ... Van Hare, G. F. (2004). Practice standards for electrocardiographic monitoring in hospital settings: An American Heart Association scientific statement from the Councils on Cardiovascular Nursing, Clinical Cardiology, and Cardiovascular Disease in the Young. *Circulation, 110,* 2721–2746. doi:10.1161/01.CIR.0000145144.56673.59.

6. Hardin, S. R., & Kaplow, R. (Eds.). (2010). *Cardiac surgery essentials for critical care nursing.* Sudbury, MA: Jones & Bartlett.

7. Hillis, L. D., Smith, P. K., Anderson, J. L., Bittl, J. A., Bridges, C. R., Byrne, J. G., ... Winniford, M. D. (2011). 2011 ACCF/AHA guideline for coronary artery bypass graft surgery: A report of the American College of Cardiology Foundation/American Heart Association Task Force on Practice Guidelines. *Journal of the American College of Cardiology, 58,* e123–210. doi:10.1016/j.jacc.2011.08.009.

8. Jacobson, C., Marzlin, K., & Webner, C. (2015). *Cardiovascular nursing practice: A comprehensive resource manual and study guide for clinical nurses* (2nd ed.). Burien, WA: Cardiovascular Nursing Education Associates.

9. McRae, M. E., Chan, A., & Imperial-Perez, F. (2010). Cardiac surgical nurses' use of atrial electrograms to improve diagnosis of arrhythmia. *American Journal of Critical Care, 19,* 124–134. doi:10.4037/ajcc2010877.

10. Stephens, R. S., & Whitman, G. J. R. (2015a). Postoperative critical care of the adult cardiac surgical patient: Part I: Routine postoperative care. *Critical Care Medicine, 43,* 1477–1497. doi:10.1097/CCM.0000000000001059.

11. Stephens, R. S., & Whitman, G. J. R. (2015b). Postoperative critical care of the adult cardiac surgical patient: Part II: Procedure-specific considerations, management of complications, and quality improvement. *Critical Care Medicine, 43,* 1995–2014. doi:10.1097/CCM.0000000000001171.

第 14 章

脑卒中

接受心脏手术的患者比普通人群有更高的脑卒中风险,而脑卒中会增加患者手术前后的发病率和死亡率。此外,由于近期的心脏手术、应用抗凝药物,以及起搏器导线或其他装置的存在,脑卒中的诊断和治疗手段在选择上可能会受到一定限制。心脏病和神经系统疾病的治疗非常不同,这些患者的医疗和护理通常要由不同专业的专家把关。脑卒中的心脏外科患者可能会留在心脏专科病房接受护理,因此病房里的护士要知道如何护理存在急性神经系统问题的患者。

在本章,你将了解到:

1. 心脏手术后脑卒中的症状和体征

2. 脑卒中的类型,包括每种类型的治疗策略

3. 减少脑卒中后继发性损伤的策略

脑卒中的危险因素

每年大约有795 000人经历新发的或复发的脑卒中(缺血性或出血性),其中大约610 000例是新发病例,185 000例为复发病例。在美国,平均每40秒就有1人发生脑卒中,每4分钟就有1人死于脑卒中(Go等,2013)。

脑卒中与心血管疾病的危险因素几乎相同,冠状动脉粥样硬化性疾病患者通常也患有大脑、颈动脉和外周动脉粥样硬化性疾病,这使得冠心病患者在手术前后都有发生脑卒中的风险。

CABG后脑卒中的风险为2%~5%,在更复杂的手术后,如瓣膜手术、室壁瘤修复或主动脉弓手术后,脑卒中的风险则更高(5%~15%)。即使是创伤较小的手术也会有脑卒中的风险。最近一项比较经导管主动脉瓣置换术(TAVR)和外科主动脉瓣置换术(AVR)的研究发现,两种手术致残性脑卒中的发生率是相似的:TAVR患者和外科AVR患者致残性脑卒中的发生率分别为6.2%和6.3%(Nishimura等,2017)。围术期脑卒中的危险因素包括高龄、主动脉弓动脉粥样硬化疾病、既往脑卒中或脑血管疾病病史、近期MI、左心室功能障碍、高血压、糖尿病、慢性肾功能不全和房颤。较长的主动脉阻断时间和CPB时间,以及术后低CO,也会增加脑卒中的风险(Sila,2012)。

颈动脉狭窄会增加围术期脑卒中的风险。颈动脉疾病高危患者[满足如下一项或多项条件的患者:65岁以上、冠状动脉左主干病变、外周动脉疾病、短暂性脑缺血发作(TIA)或脑卒中病史、高血压、吸烟、糖尿病],可在手术前接受颈动脉双功超声检查。既往有TIA或脑卒中且颈动脉明显狭窄(50%~

99%)的患者可以在心脏手术的同时接受颈动脉血管重建术，术式可以是颈动脉支架或颈动脉内膜剥脱术。根据患者的需要，以及颈动脉和心血管疾病的严重程度，颈动脉血管重建可以安排在心脏手术之前或同期进行(Hillis等,2011)。

尽管心脏病的患者发生脑卒中和其他神经并发症的风险增加，但与该患者群体一起工作的护士通常很难识别和管理急性脑卒中，因为这并非他们的专业领域。然而，这些患者接受的护理质量对他们长期的预后至关重要。应牢记一些提示，以改善患有神经系统并发症的心脏病患者的护理和预后：

- 除非另有证据，应对确诊和可疑的脑卒中或其他神经功能障碍进行评估。
- 了解可能会采取的诊断检查和这些检查能提供的信息。
- 了解脑卒中的原因和程度。
- 关注病情的恶化或进展。
- 防止继发损伤。

神经病学评估

应常规对所有心脏手术患者进行神经病学的评估。表14.1中列出了基本的神经病学评估应包括的内容。评估的关键在于比较与基线状态之间的变化。基线评估是术前评估，如果患者在手术后发生脑卒中并有新的神经功能缺损，神经功能评估将与新的脑卒中后基线状态进行比较。

如果患者在手术后停止镇静时未能苏醒、听指令做出动作或移动四肢，则应怀疑有脑卒中。不幸的是，由于麻醉苏醒的过程及对各种药物的反应，评估存在很大难度。但一定要记住，麻醉苏醒延迟通常是围术期发生神经系统并发症的首要线索(Sila,2012)。此外,还应注意局部的功能改变,如面部下垂、身体一侧肌力减退、失语、视觉改变或瞳孔改变。

在进行神经病学评估时,要记住有几种类似脑卒中症状的临床情况。低血糖可能会产生与脑卒中相同的症状,可以在测量血糖值之后迅速进行治疗或予以排除。缺氧可能出现脑卒中样症状,应排除。癫痫发作也可能伴有脑卒中样症状。有癫痫病史的患者在住院期间应坚持服用癫痫药物。复杂偏头痛患者可能会有类似脑卒中的症状。此外,有静脉用药史或心内膜炎病史,尤其是心内膜炎合并有发热的患者,在出现脑脓肿时也有可能会出现脑卒中症状。除非有明确的排除证据,否则心脏手术后患者出现脑卒中症状,就应被视为脑卒中。

在神经病学评估中发现有变化时,要确定这些变化是何时发生的,或患者最后一次被评估为正常(即没有脑卒中症状)是在什么时候,这对于确定治疗方案至关重要。如果患者麻醉苏醒缓慢或苏醒时出现局灶性的神经功能缺损,很可能最后一次见到患者神经系统功能正常的时间就是在麻醉诱导时或之前。如果从麻醉苏醒后出现的变化,医护人员或亲属最后一次看到没有脑卒中症状患者的时间即判断为最后一次评估正常的时间。血运重建策略仅在症状出现后的一定时间内有帮助,因此判断患者最后一次评估正常的时间至关重要。根据医院的流程,怀疑有脑卒中的患者应该由神经科医生进行诊治,并进行脑部影像学检查以确认诊断。

表14.1　心脏手术患者的基本神经病学评估

评估领域	关键考虑因素
意识水平	格拉斯哥昏迷量表反映了患者的觉醒状态(睁眼反应)、意识内容(言语反应)及觉醒和意识内容(运动反应)
瞳孔反射	检查瞳孔的大小和对光反射情况。控制瞳孔的脑神经与脑干相邻。因此,瞳孔的变化可以提示脑干功能障碍是否存在及严重程度。请记住,有些药物会对瞳孔产生影响(例如,阿托品会导致瞳孔固定、散大,阿片类制剂会导致瞳孔呈针尖样),但这种影响在双眼中是对称的。排除药物的影响,瞳孔的对称变化是晚期神经功能衰退的标志
是否意识模糊	意识模糊是一种非特异性的征象,可能表明大脑出现了严重的功能障碍
言语模式(口齿不清、失语症)	这可能是大脑控制语言区域缺血或其他损伤的信号
快速检查脑神经	观察面部、眼睛和嘴巴的运动是否对称: ● 微笑是否对称? ● 如果患者伸出舌头,是否会偏向一侧? ● 面部两侧是否都有感觉? ● 患者的眼球运动是否协调? ● 患者耸肩的时候,两侧力量是否一致?
手臂和下肢对称的力量和运动	有目的的运动表明大脑功能正常。此外,还要判断两侧力量和运动的对称性 让患者闭着眼睛伸直手臂10秒,就像拿着比萨盒一样,并观察某只手臂的平移情况(对单侧肢体的变化比握力检查更加敏感) 检查下肢部肌肉的力量是否对称
其他评估	要评估视力或视野的变化(例如,患者没有注意到房间一侧的物品),将两个手指举到患者的右侧,并询问"我举了几个手指?",然后在左侧重复相同操作 失去对称性、不协调或平衡可能是后循环脑卒中的征兆 要注意家属对患者异常行为的报告

当怀疑患者有脑卒中的可能时,要收集包括发病时间、症状的类型和程度等在内的重要信息,后者将有助于确定患者可以选择哪些治疗方案。

诊断检测

患者的神经系统评估和体格检查是最重要的检查内容,可以帮助识别脑卒中引起的功能改变。其他一些诊断检测可用于确定脑卒中的类型、位置及范围(Jauch等,2013)。

临床警示!

应该测量血糖和血氧饱和度,低血糖和缺氧都可能引起类似脑卒中的症状,并可通过适当干预迅速逆转。

脑部CT平扫或脑部MRI可提供关于脑卒中类型的重要信息。如果近期未进行血清电解质和包含血小板的血细胞计数的检查,应该复查一次。部分凝血活酶时间(PTT)/国际标准化比值(INR)也需要检测,尤其是在患者使用抗凝药物的情况下。下文对各种放射影像诊断手段进行了介绍。

头部CT平扫

首次诊断检查的目标是为医生提供可以用来立即确定治疗策略的数据,最常采取的诊断检测是头部CT平扫(通常称为"干"的头部CT)。一旦观察到患者有神经系统功能的改变,就要立即进行检查。检查的主要目标是确定脑卒中是缺血性的(急性期在CT扫描上通常看不到改变)还是出血性的

（在 CT 扫描上很容易观察到血液）。

　　CT 平扫的优点是在各级医院都很普及，可以快速评估颅内出血，并排除其他几种病因（例如，脑肿瘤或脓肿）。此外，CT 平扫还可以显示大动脉闭塞（高密度血管征）。在某些情况下，CT 平扫可能会在发病后 3 小时内显示出一些缺血性梗死的细微征象。另一方面，CT 平扫可能无法发现小的梗死，也不是确定缺血性脑卒中是否正在发生的敏感检测手段。

信息速查

　　当患者出现急性脑卒中症状时，头部 CT 平扫被认为是首选的诊断测试。

计算机体层成像血管造影

　　计算机体层成像血管造影（CTA）可用于对颅内和颅外血管的无创评估。检查过程包括注射造影剂，并对头部、大脑和颈部的动脉成像。CTA 可以高精度地显示大血管的闭塞和狭窄，但是仅能提供静态图像，无法显示血流的速度或方向。

弥散加权 MRI

　　标准 MRI 对缺血性改变不敏感，但弥散加权成像（DWI）是诊断急性脑梗死敏感性和特异性最高的成像技术。DWI 可以在症状出现后几分钟内看到梗死的区域，并确定梗死的大小、部位和时间，此外，DWI 还可以显示不可逆的梗死区域和可挽救的脑组织区域（半暗带），使用 DWI 比在 CT 扫描可以更确切地看到大动脉的闭塞（动脉敏感征象），然而，MRI 的应用受到了费用、便捷性、检测时间较长、运动伪影发生率较高及部分患者存在禁忌证等问题的限制。

磁共振血管成像

颅内磁共振血管成像(MRA)与脑MRI结合使用,可以指导急性脑卒中的决策制订。与CTA类似,MRA的检查过程包括注射造影剂和对头部、大脑和颈部的动脉成像。MRA可用于识别大血管近端的闭塞,但对识别大血管远端或分支血管的闭塞效果不佳。如前所述,MRI的使用受到便捷性、费用、检测时间、运动伪影和患者禁忌证的限制。

脑灌注研究

使用CT或灌注加权MRI进行的脑灌注显像,可以提供关于脑血流动力学(脑血流量、脑血容量和平均通过时间)的信息,并可以显示缺血半暗带的区域。该区域组织的缺血是可逆的,如果血流能够恢复,还有挽救的机会。此外,脑灌注影像也可以显示不可逆的梗死区域。这些发现可用于指导患者的治疗决策,例如是否还要尝试对受累区域的相应动脉进行再灌注。使用CT和MRI进行脑灌注研究各有利弊,但CT灌注相对更为普及,且禁忌证更少。

此外,还要清楚,并非所有的医院都能提供这里所描述的全部检测手段。有心外膜起搏导线的患者不能选择MRI检查;对于那些需要主动脉内球囊反搏、心室辅助或其他装置进行循环支持的患者、带有永久起搏器或其他植入装置的患者,都不能选择MRI检查。

护理提示

当通过影像学检查确定梗死或出血区域后，应注意记录其大小和位置。这些信息将有助于确定将会出现哪些症状及患者的长期预后。大脑各控制区域对应的功能详见表14.2。

表14.2 大脑皮质和脑干的功能解剖

大脑区域	功能
额叶	高级意识功能
	专注力
	抽象思维
	预见和判断
	抑制
	记忆
	个性
	情感
	自主运动功能
颞叶	听觉
	理解性语言中枢(优势半球)
	视觉、嗅觉和听觉中枢
	记忆
	学习和智力
	情感
顶叶	对触摸、疼痛、温度、位置、压力和振动的感觉知觉
	身体知觉
	感觉解读
枕叶	视觉感知和理解
	某些视觉和眼球运动反射的控制
脑干	脑神经起源于脑干,控制面部、眼睛、舌和咽喉的感觉和运动功能
	心脏和呼吸功能的调节
	感觉和运动神经在进出大脑的过程中穿过脑干
	有助于维持意识和调节睡眠周期

脑卒中的类型

缺血性脑卒中

在一般人群中,大约85%的脑卒中是缺血性脑卒中。在心脏外科患者中,围术期脑卒中几乎全都是缺血性的。缺血性脑卒中常因手术中栓子脱落引发。动脉粥样硬化斑块或血凝块可能在手术操作过程中松动脱落。此外,来自手术区域的碎片和空气可能会在滤器中逸出,然后进入循环。动脉循环中的任何栓子都可能通过颈内动脉轻易进入大脑,颈内动脉是主动脉的第一个分支,径直通往大脑(图14.1)。

此外,房颤在心脏手术后很常见,也是缺血性脑卒中的主要危险因素(关于房颤的描述和降低血栓栓塞事件风险的策略,参见第7章和第13章)。大脑缺血性损伤的其他可能的原因还包括存在脑动脉或颈动脉动脉粥样硬化时,经历过低血压或低流量状态。

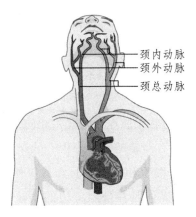

颈内动脉
颈外动脉
颈总动脉

图14.1 颈动脉。

▐ **临床警示！**

　　心脏手术后保持足够的 CO 可以减少脑动脉粥样硬化或颈动脉粥样硬化患者的缺血性脑损伤。

　　在心脏手术后的最初几天发现的脑卒中,多达60%在评估时已经结束(即已经造成了缺血性损伤),不符合血运重建的条件(Sila,2012)。对于仍在进展的缺血性脑卒中,血运重建可以限制缺血性损伤的范围,并改善患者的长期预后和生活质量。在症状出现后 3 小时内(在某些病例中可达 4.5 小时)给予组织纤溶酶原激活剂(tPA)以恢复血流是缺血性脑卒中的标准治疗方法。然而,心脏手术患者的溶栓治疗会受到近期大手术和使用抗凝剂的影响,大大增加了出血的风险。由于14天内有过大手术是给予 tPA 的相对禁忌证,所以心脏手术后不常规考虑应用 tPA。此外,近 3 个月内有过 MI 也是tPA给药的相对禁忌证。然而,如果患者的缺血性脑卒中正在进展,并且有脑组织可以通过血运重建得到挽救,也可以考虑应用 tPA。

　　心脏手术后,血运重建和动脉内溶栓在某些特定的患者中是可行的。对于在 CTA、MRA 或传统血管造影术中发现脑血管闭塞的患者,放射科介入医生可以尝试用物理方法去除血凝块或血栓,这一概念与急性 ST 段抬高型心肌梗死(STE-MI)时为患者行冠状动脉血栓清除术相同。从脑动脉内移除血凝块通常是在有经验的脑卒中中心的介入导管室,由有资质的放射介入科医生和护士进行。另一种选择是在动脉内输注 tPA。具体操作是在梗阻旁边的大脑动脉中注入 tPA,使阻塞大脑血液的凝块发生崩解。在文献报道的少数病例中,心脏手术后立即对患者进行动脉内tPA给药,出血风险有所增加(Sila,2012),然而,还没有足够的证据来确定到底有哪些风险。

许多脑卒中的心脏手术患者不符合接受介入或溶栓治疗的指征,所以有时人们会对这些患者无能为力。虽然对一些患者来说,没有任何干预措施可以恢复其大脑缺血区域的血流,但也有其他一些治疗缺血性脑卒中的方法,目的在于预防继发性的损伤。这些重要的干预措施对这些患者的长期生存和功能预后有着巨大的影响,本章随后将详细介绍继发性损伤的预防。

出血性脑卒中

心脏手术后1周内的出血性脑卒中很少见,通常是缺血性脑卒中转化的结果,这种情况下的出血通常发生在缺血性损伤部位或其附近区域(颅内出血)。由于在手术前(例如在心导管介入诊疗或治疗MI期间)和手术期间(例如CPB肝素化或房颤抗凝)应用了大量的抗凝药,在其他部位也可能会发生出血。蛛网膜下隙出血也可能发生,尤其是有未被发现的动脉瘤的患者。硬膜下血肿虽然罕见,但也有一定的概率会发生。表14.3概述了各种类型的出血性脑卒中的特征。

如果心脏手术患者出现出血性脑卒中,必须积极逆转各种抗凝治疗。前文所述的诊断检测可用来确定出血的位置和程度。如果出血性脑卒中的原因是动脉瘤破裂,可以尝试栓塞或夹闭动脉瘤来达到止血的目的。动脉瘤栓塞术是一种借助导管进行的介入治疗,可以在介入导管室进行(图14.2),动脉瘤的夹闭则需要在手术室进行外科处理(图14.3)。如果出血量很大并且压迫了大量的脑组织,就需要外科手术来清除出血。除此以外,还有一些预防继发性损害的其他治疗。

心脏手术后的脑卒中几乎完全是缺血性的。出现脑卒中症状的患者应立即进行诊断检查,并评估血运重建的可能性,以减少对大脑的损害。

表14.3　出血性脑卒中的类型

大脑区域	功能
脑内出血	● 脑组织出血:如果最初的损伤是缺血性脑卒中,可能是出血转化的结果
	● 可能发生在大脑的任何区域
	● 严重程度和症状取决于出血的大小和位置
	● 大量的血液使更多的脑组织移位,导致更多的损伤
蛛网膜下腔出血	● 蛛网膜下腔出血
	● 通常是动脉瘤破裂的结果
	● 通常会导致脑动脉血管痉挛,从而导致大面积缺血
硬膜下血肿	● 硬脑膜间隙出血
	● 通常是外伤的结果(跌倒时头部受到撞击)

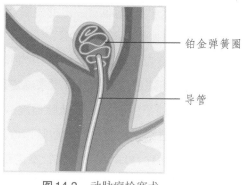

铂金弹簧圈

导管

图14.2　动脉瘤栓塞术。

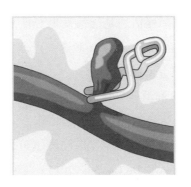

图14.3　动脉瘤夹闭术。

继发性损伤的预防

无论脑卒中的类型或治疗方法如何,患者都需要特殊的干预措施来防止大脑的继发性损伤。继发性损伤是由于脑卒中对脑组织造成的损伤,例如,缺血对脑组织产生的生化损伤会导致脑水肿,进而升高颅内压,导致额外的损伤甚至死亡。蛛网膜下腔出血,血液的刺激往往会导致血管痉挛,由于脑血流量减少,血管痉挛会对大脑造成额外的损伤。治疗的目标是减轻对大脑的损伤,因此,了解和预防继发性损伤的机制至关重要。

信息速查

许多经历脑卒中的心脏手术患者,是没有进行血运重建的机会的。然而,护士可以通过预防脑卒中引起的继发性损伤,改善这些患者的长期预后。

继发性损伤的预防涉及许多护理干预措施,大多数是遵循医生医嘱开展的。频繁的神经系统检查对于监测患者任何新的变化都很重要。患者脑卒中发生后进行神经系统评估作为新的基线。如果评估的基线值发生变化,则表明可能大脑正在发生进一步的损伤,如果怀疑这一点,通常会要求进一步的诊断检查(通常是CT或MRI)。

低血压、缺氧和低血糖对受损的大脑是极其有害的,因为营养物质无法送达脑组织以维持其功能。另一方面,发热和癫痫发作会增加脑组织的代谢,同样也可能导致供能失调(Hemphill, Andrews和De Georgia, 2011)。高血糖已被证明会增加脑卒中后的死亡风险,导致更差的预后。低血容量可能使患者处于低灌注状态,并可能加重缺血性损伤。为这些患者维持良好的血容量非常重要。目前已不再推荐将高血容量(为患者输注大量液体)作为脑卒中的治疗策略。

缺氧

预防缺氧对脑卒中患者非常重要。脑卒中后经常会出现缺氧,尤其是有心脏病或肺部疾病的患者。脑卒中通常会改变患者的意识状态,使患者容易出现部分气道阻塞、通气不足、误吸和肺不张(Jauch等, 2013),吸氧应确保血氧饱和度高于94%。

临床警示!

脑卒中的患者可能因为意识水平下降或控制吞咽的肌肉功能障碍而无法维持或保护呼吸道。对于这些患者,应考虑早期插管。

低血糖和高血糖

低血糖和高血糖都应该避免,因为两者都会导致脑组织的进一步损伤。在没有应用糖尿病药物的情况下,脑卒中急性期的低血糖很少见,但一旦发生必须立即治疗,以防止对脑组织的进一步损伤。急性脑卒中期间的高血糖已被证明会导致更差的预后,包括增加脑梗死面积(Jauch等,2013)。指南建议将血糖控制在140~180mg/dL的范围内。

发热

大约30%的脑卒中患者会出现体温高于99.7℉(37.6℃;Jauch等,2013)的发热。发热必须积极予以治疗,因为新陈代谢的增加可能会加重缺血的情况。对乙酰氨基酚、降温毯或血管内降温装置可用于维持正常体温。用降温措施治疗发热时,经常会出现寒战,引起体温上升,代谢需求增加。因此,既要保持正常体温,但也必须避免寒战。防止或停止寒战的一种方法是保温。如果使用血管内降温导管,可以在患者的头部放置一个加温毯。此外,如下药物可用于停止寒战,包括对乙酰氨基酚(泰诺)、哌替啶(杜冷丁)、丁螺环酮、异丙酚、右美托咪定以及严重情况下使用的镇静麻醉药。

癫痫

脑缺血和脑组织的其他损伤也可能诱使患者癫痫发作。根据损伤的大小和位置,可以常规使用抗惊厥药物。用药期间,必须密切监测患者的癫痫活动,癫痫发作时必须向医生报告,并积极治疗,以尽量减少对大脑的进一步伤害。昏迷或昏迷时间超过预期的患者也可能会有癫痫发作,脑电图可用于评估非惊厥性癫痫持续状态。

高血压和颅内压变化

脑卒中患者有颅内压(ICP)升高的风险,ICP升高可能由缺血性损伤继发的水肿或出血性转化(即缺血性脑卒中后的出血)引起。因为颅骨内的容积是固定的,所以当脑组织(水肿)、血容量(出血)或脑脊液增加时,除非其他成分之一减少,否则ICP就会升高。这种关系被称为Monro-Kellie假说。当ICP升高时,脑动脉的血流量减少[脑灌注压(CPP)下降],这可能会进一步导致缺血性脑损伤。以下公式用于计算CPP:

$$CPP = MAP-ICP$$

如果ICP增加,平均动脉压(MAP)必须相应增加,否则流向大脑的血流将减少并最终停止。因此,只有将患者的血压保持在足够高的水平,才能确保有足够高的CPP。

护理提示

护士应了解每位患者的目标血压,并将血压保持在目标范围内,方能维持足够的CPP。

急性缺血性脑卒中后的24小时内血压通常都会很高。目前建议除非血压超过220/120mmHg,否则一般不要在此期间为患者降压。然而,一些指南也提出:当有些病情与脑卒中共存的时候,如近期做了心脏手术,是需要降压治疗的。目前的指南指出,医生应基于目标血压做出临床决策(Jauch等,2013)。维持高于心脏病患者需要的血压和避免低血压对于维持脑血流至关重要。为了预防低血压,可按照医生医嘱使用血管活性药物。

维持足够的血压对维持大脑的血供、防止缺血至关重要。心脏外科医生通常喜欢较低的血压,以防止手术部位(桥血管)的出血。对于发生脑卒中的心脏手术患者,护士可能需要与神经科医生合作,倡导比平时更高的血压,以达到为患者维持足够CPP的目的。

出血性脑卒中患者的预防措施

除了上述预防继发性损害的措施外,出血性脑卒中患者还有一些其他的注意事项。血压要保持在较低水平,尤其是脑动脉瘤未处理(栓塞或夹闭之前)的患者。此外,可以进行手术,从大脑中清除血块,或者去除部分颅骨(偏侧颅骨切除术),以允许大脑扩张而不引起脑疝。如果进行偏侧颅骨切除术,肿胀减轻之后,要对缺损的颅骨进行修补(用当初切除的颅骨或者钢板覆盖该区域)。

除非想办法在大脑中用导管测量ICP,否则很难知道ICP是否在增加,或者是否发生了其他的变化。25%的脑卒中患者会出现临床情况的恶化。在病情恶化的患者中,大约30%是由于脑卒中发生了进展,30%是由于脑水肿,10%是由于出血,11%是由于反复缺血(Jauch等,2013)。

临床警示！

在床旁确定大脑是否发生变化(如ICP升高、缺血性脑卒中进展、脑卒中出血转化)的最重要工具就是对神经系统的评估。ICP升高的迹象包括意识状态的变化(坐立不安、躁动、定向障碍或嗜睡)、瞳孔大小、形状或反应性的变化，以及感觉或运动功能的变化——这些变化通常发生在身体的一侧。ICP升高的其他迹象包括头痛、视力模糊、复视、癫痫发作或呕吐。

如果在神经系统的评估中出现这些或其他变化，应通知具有神经病学专业的医生，并应要求进行进一步的检查，如头部CT扫描或MRI，这些扫描将显示是否出现脑组织水肿加重、脑组织移位，或是否存在出血。

信息速查

细致的神经系统评估是护士监测大脑变化，包括监测ICP是否升高的最重要的工具，该评估的价值不容低估。

减少脑卒中患者的其他并发症

感染是脑卒中患者治疗过程中必须要考虑的一个问题，对于最近做过心脏手术的患者来说，感染的风险更大。肺炎是脑卒中后死亡的重要原因。肺炎的进展与死亡率升高、住院时间延长有关。脑卒中后，患者误吸的风险很高，这可能是由意识水平的变化或吞咽肌无力造成的。在口服各种药物之前，对吞咽功能的评估是至关重要的。这种评估可以由护理人员在床旁使用经过验证的吞咽评估工具进行，此评估也可以由语言治疗师进行。如果吞咽功能受损,应使用鼻胃管或鼻十二指肠管给予口服药物和营养,直到吞咽功能恢复。脑卒中后长期吞咽困难的患者可能需要经皮内镜胃造瘘。

信息速查

脑卒中后的一个严重问题就是误吸。床旁吞咽评估或语言治疗师的评估必须在服用任何物品,包括药物之前进行。

尿路感染(UTI)在脑卒中后很常见,可能会导致更差的预后。患者发热时,护理人员应积极寻找可能的感染源,包括肺炎和UTI。患者神经系统的病情稳定后,应及时拔除尿管。

大面积脑卒中和大脑右半球卒中的患者,有发生MI、充血性心力衰竭、房颤和严重心律失常的风险(Jauch等,2013)。心脏手术患者本身就面临这些并发症的风险。如果出血性脑卒中患者出现这些并发症,服用抗凝剂时必须谨慎。

急性脑卒中后死因的10%是肺栓塞(Jauch等,2013),因此预防深静脉血栓(DVT)和肺栓塞很重要。在可能的情况下,应采用早期活动、压力波治疗仪和药物预防的策略。心脏外科人群中应用这些预防策略的障碍主要包括:各种引流管和装置引起的活动困难,以及下肢切除了大隐静脉是应用压力波治疗仪的禁忌证。此外,出血性脑卒中患者在确定出血已经停止前不应接受抗血栓药物来预防DVT(Morgenstern等,2010)。但是,我们依然建议,应该尽可能谨慎地应用各种可能采用的预防措施。在确保安全的前提下,可以为这类患者使用皮下抗凝药。

康复和长期恢复

在围术期经历了脑卒中的心脏手术患者,将比那些没有经历这种并发症的患者,经历更长、更困难的康复过程。心脏手术后的康复将在第15章中讨论。脑卒中后的康复对于改善长期功能和生活质量至关重要。

要让患者的亲属尽早参与决策和治疗计划。对家属来说,这一时期的压力可能会很大。尽管在评估手术的风险和获益时肯定会与患者讨论脑卒中,但手术期间或手术后发生脑卒中依然是一个意外事件。家属要了解各种可以利用的社区资源。总的来说,家属应对患者身体缺陷的能力要比应对认知缺陷或性格变化的能力更强(Duncan等,2005)。有一些证据表明,在患者发生脑卒中后,家属或护理人员抑郁症的发病率有所升高。

脑卒中后的康复涉及多学科的方法。康复的过程往往从医院开始,出院后继续在康复机构进行。物理治疗师辅助患者运动,并指导患者和家属出院后的锻炼和活动策略。患者病情稳定后,早期活动对于预防各种并发症(如DVT、皮肤破损、肺炎和便秘)都至关重要。早期活动已被证实可以缩短恢复的时间,减少在ICU和医院的住院时间,并改善功能预后(Duncan等,2005)。语言和职业治疗师可以教会患者和家属如何进行日常活动(ADL),并为他们提供各种技巧和设备来帮助克服脑卒中造成的生理缺陷。社会工作者或其他心理健康从业者可能会被请来帮助患者和家庭处理已经发生的生理、情绪或个性变化。教育还应该包括性功能的问题。这些问题虽然对患者及其伴侣很重要,但通常没有得到充分的解决。最重要的信息是,脑卒中后并不禁止性行为,然而,双方都需要认识到在运动、感觉和自尊方面的潜在影响,并加以调整。

此外,如第15章中所述,脑卒中的康复还包括脑卒中的二级预防(为防止脑卒中复发而进行的治疗和改变生活方式)。患有动脉粥样硬化性心脏病的患者也需要治疗来防止心脏事件的再次发生,包括抗血小板治疗、控制高血压、考虑使用血管紧张素转换酶抑制剂、降脂治疗(即使在低密度脂蛋白胆固醇正常的情况下)、运动和戒烟等(Duncan等,2005)。

对于严重脑卒中的患者,如果ADL为重度依赖型并且功能预后不良,是不符合康复治疗条件的。家属应该学习如何照顾患者,或者就可以提供长期护理的养老院安置问题进行咨询(Duncan等,2005)。

信息速查

常规的神经病学评估对心脏手术后的患者至关重要,评估应与基线评估结果进行比较,以判断是否存在变化。如果发现有变化,应请神经科医生会诊,并进行诊断性的检查(CT或MRI)。如果确定患者发生了脑卒中,应尽可能积极地治疗患者,以尽量减少对大脑的损伤和不良结果。应注意防止对大脑的继发性损伤。只要患者病情稳定,就应该开始考虑改善长期预后和康复的措施。

参考文献

1. Duncan, P. W., Zorowitz, R., Bates, B., Choi, J. Y., Glasberg, J. J., Graham, G. D., … Reker, D. (2005). Management of adult stroke rehabilitation care: A clinical practice guideline. *Stroke, 36*, e100–e143. doi:10.1161/01.STR.0000180861.54180.FF.
2. Go, A. S., Mozaffarian, D., Rojer, V. L., Benjamin, E. J., Berry, J. D., Borden, W. B., … Turner, M. B. (2013). Heart disease and stroke statistics—2013

update: A report from the American Heart Association. *Circulation, 127,* e6–e245. doi:10.1161/CIR.0b013e31828124ad.

3. Hemphill, J. C., Andrews, P., & De Georgia, M. (2011). *Multimodal monitoring and neurocritical care bioinformatics: Secondary brain injury.* Retrieved from http://www.medscape.org/viewarticle/745947_2.

4. Hillis, L. D., Smith, P. K., Anderson, J. L., Bittl, J. A., Bridges, C. R., Byrne, J. G., ... Winniford, M. D. (2011). 2011 ACCF/AHA guideline for coronary artery bypass graft surgery: A report of the American College of Cardiology Foundation/American Heart Association Task Force on Practice Guidelines. *Journal of the American College of Cardiology, 58,* e123–e210. doi:10.1016/j.jacc.2011.08.009.

5. Jauch, E. C., Saver, J. L., Adams, H. P., Jr., Bruno, A., Connors, J. J., Demaerschalk, B. M., ... Yonas, H. (2013). Guidelines for the early management of patients with acute ischemic stroke: A guideline for healthcare professionals from the American Heart Association/American Stroke Association. *Stroke, 44,* 870–947. doi:10.1161/STR.0b013e318284056a.

6. Morgenstern, L. B., Hemphill, J. C., III, Anderson, C., Becker, K., Broderick, J. P., Connolly, E. S., Jr., ... Tamargo, R. J. (2010). Guidelines for the management of spontaneous intracerebral hemorrhage: A guideline for healthcare professionals from the American Heart Association/American Stroke Association. *Stroke, 41,* 2108–2129. doi:10.1161/STR.0b013e3181ec611b.

7. Nishimura, R. A., Otto, C. M., Bonnow, R. O., Carabello, B. A., Erwin, J. P., Fleisher, L. A., ... Thompson, A. (2017). 2017 AHA/ACC focused update of the 2014 AHA/ACC guideline for the management of patients with valvular heart disease: A report of the American College of Cardiology/American Heart Associate Task Force on Clinical Practice Guidelines. *Circulation, 135,* e1159–e1195. doi:10.1161/CIR.0000000000000503.

8. Sila, C. (2012). Neurologic complications of cardiac surgery. In E. Manno (Ed.), *Emergency management in neurocritical care* (pp. 174–181). West Sussex, UK: John Wiley & Sons.

第 **15** 章

出院与康复

　　"出院"是患者住院期间的一个重要环节。患者是能顺利康复，还是会出现各种严重并发症，取决于为家庭护理所做的安排是否合理，向患者和家属的宣教是否充分。出院过程应在住院期间尽早开始，以免直到出院当天护士才做出所有安排并完成出院宣教，这也可使患者最平稳地出院并最大限度地保留资料。

　　患者出院时，心脏手术的恢复还远没有结束。大多数患者的康复还有很长的路要走。许多医疗机构都有心脏康复计划来帮助患者康复和恢复健康。这些项目的目标不仅是帮助手术后的恢复，还通过改善风险因素来降低未来心血管疾病的风险。

在本章，你将了解到：

1. 如何为患者做好出院准备

2. 为了确保在家中顺利康复，哪些信息应该传达给患者和家属

3. 出院后随访的必要

4. 心脏康复和二级预防的要点

让患者做好出院准备

出院对患者来说可能是一个可怕的时刻。他们刚刚接受了大手术,自从手术后,他们便一直受到细致的监护,但回家后将不再有监护措施。患者可能会经历分离焦虑,患者和家属在处理小问题时会遇到各种困难,这些情况都不少见。心脏手术后的出院指导冗长而复杂。出院宣教方式的不同,会使患者在记忆和遵循各种指示、焦虑程度等方面有很大的差别。

信息速查

患者和家属在出院时可能会经历恐惧和分离焦虑。

为出院患者提供必要的信息

患者在出院时只能记住他们所学内容的一小部分。为了提高学习效率,可以采取如下措施:①宣教的内容应少量多次;②出院宣教必须在住院期间尽早开始,以便每次讨论的内容不会太多(关于将患者宣教与常规护理相结合的建议,请参见框15.1)。

提供给患者的信息应该是患者能理解的,这就需要事先对患者的教育水平和语言能力进行评估。印刷材料应与口头的宣教一起配合使用,以便患者和家属出院后参考。如果有可能,除了口头宣教和印刷材料外,还应使用各种媒体,如视频、图画或计算机程序等方式开展宣教。那些在家照顾患者的人应该参与到宣教中来。

在教导患者和家属时,应该鼓励他们提问。为了评估宣

| 框15.1 | 心脏外科患者教学与常规护理相结合的建议 |

■ 先向患者提问以确定其对某些知识的掌握水平(例如:"您能告诉我医生为什么给您开阿司匹林吗?")

■ 要求患者展示某些特定的技能(如切口护理、使用肺活量计)以确定其掌握程度(例如:"告诉我您是如何被教导清洗切口的。")

■ 每次用药时,都要回顾一下其适应证和副作用

■ 宣教在进行生命体征采集时测量脉搏和体温的方法

■ 在身体评估期间检查切口时,提供关于感染迹象的宣教(例如:"我正在查看您的切口是否有任何感染迹象。感染的迹象有哪些? 当您看自己的切口时,您看到有什么感染迹象了吗?")

■ 教患者洗澡时进行切口护理

■ 陪患者步行时,讨论出院后的活动

■ 吃饭时,教育患者有关心脏健康的饮食

教的效果,应要求患者重复或演示所教授的内容,这就是所谓的"回授法"。问"你明白吗?"并不是衡量理解的有效方法,因为很多患者即使不理解也会给出肯定的答案。

非英语使用者和不以英语为母语的患者尤其难以有效地开展宣教。要尽可能地提供必要的翻译。家庭成员应该参与教学过程。要尽可能使用患者母语印刷的宣教材料。

信息速查

宣教应以每位患者都能理解的方式进行,在这一过程中,可以使用尽可能多的形式。应该要求患者解释所教授的内容,以确保他们对这些内容做到真正的理解。

出院指导

药物治疗

患者出院时应携带有完整的口服药物清单。清单内容包括他们在手术前服用的药物,以及手术后服用的新药物。患者需要将新开出的药物及处方一并带回,或者通过电子方式将处方发送至药房。出院前仔细检查核对药物对患者的安全至关重要。上述这些措施可以让患者在家清楚地知道服用什么药物。

行CABG后,患者需要长期口服阿司匹林以降低桥血管的狭窄风险。患有MI或左心室功能障碍的患者出院后还需要服用β-受体阻滞剂或血管紧张素转换酶(ACE)抑制剂。通常,还会为患者开具口服止痛药。根据患者的病史和住院过程,还可能会开具其他药物,包括利尿剂和控制特定心血管风险因素的药物。术后心律失常的患者可能需要服用抗心律失常药。使用桡动脉搭桥手术的患者需要服用硝酸酯类或钙通道阻滞剂一段时间,以防止桡动脉痉挛。对于那些血运重建不完全并可能经历心肌缺血的患者,出院后要口服硝酸酯类药物,以防出现胸痛或心绞痛症状。接受瓣膜置换的患者出院后应口服华法林。如果患者接受了机械瓣膜置换,华法林必须终身服用。如果植入了生物瓣膜,可口服华法林数月或者不用(Bojar,2011)。

出院时,患者应该熟悉他们在家中要服用的药物,并且应该知道这些药物的用途和潜在的主要副作用,这对提高患者的用药依从性很重要。

患者应该在住院期间接受药物治疗的教育,这样在出院时,他们就已经了解了在家服用药物的适应证和副作用。

饮食

在术后恢复的过程中,许多患者会存在食欲缺乏的情况,可能需要几周时间才能恢复。许多人在术后早期的几周内会有味觉减退或消失。有些患者甚至一看到或闻到食物就感到恶心。在这个阶段,医生可能会对饮食不加以限制,因为患者愈合需要摄入足够的热量。应该告知患者他们的食欲和味觉会恢复。同时,还要让患者知道,食欲恢复之后,应该遵循低饱和脂肪酸、低胆固醇和低钠的饮食。患者应在出院前咨询营养师,以检查饮食是否合理。

活动

患者应该缓慢增加自己的活动量。散步是心脏手术后一项极好的活动方式。胸骨正中切开术的患者在术后6周内举起的重量不应超过10磅,此外,推或拉的活动,如修剪草坪、移动家具或吸尘,在术后6周内也应避免,因为这会给胸骨切口带来张力。让患者保持活动和休息的平衡是很重要的。患者应在活动间隙适当休息,根据需要小睡片刻,饭后30分钟后再运动。

心脏手术后,由于胸骨切开术切口张力较大、神经反射减慢和肢体活动范围缩小,术后6周内患者不应驾车。患者自我感觉良好,即可恢复性行为,一般是在术后2~4周。根据职业的不同,患者可以在6~12周后恢复轻体力工作。应提醒患者在返回工作岗位前咨询外科医生。

微创手术或小切口开胸手术后,对身体活动的限制相对较少。医生应该给患者设置一个合适的活动量。

患者应该学会如何测量自己的脉搏。在康复阶段进行锻炼和其他活动时,应确保每分钟的心率比静息脉搏升高不超过30次。

信息速查

　　心脏手术后,大多数患者举起重物的重量不能超过10磅,6周内不允许驾车。体力活动是有益的,应该逐渐增加强度,并注意在活动间隙适当休息。

切口护理

出院后的切口护理在愈合和预防感染方面起着重要作用。患者在出院前应该能够掌握适当的切口护理技术。应该每天用温和的肥皂和水清洁切口。可以用涂有肥皂的手或毛巾直接擦拭切口,但应避免过于用力地擦洗。患者应在外科医生的指导下进行沐浴,在切口愈合前应避免浸泡在浴缸中。Steri-Strip外科免缝胶带一般会自行脱落,也可在7天后取下。皮肤钉需要在医生诊室或由访视的护士拆除。除非有外科医生医嘱,否则切口禁止应用乳液、润肤油或粉状物。

如果在下肢取了静脉桥血管,应给予针对性的指导。患侧下肢可能比没有切口的那侧下肢更肿。无论何时,只要是坐姿,患者都应保持患侧下肢抬高至心脏水平,以尽量减少肿胀。水肿会影响切口的血供,对切口愈合产生负面影响。患者还应避免长时间盘腿、站立或保持同一坐姿。

患者应每天用温和的肥皂和水清洁切口,并保持下肢切口抬高至心脏水平,以尽量减少水肿。

感染

应该告知患者感染的迹象都有哪些,以便他们可以尽早发现感染并通知医生。要让患者知道,当出现切口压痛加重、发红或肿胀,切口出现新的渗出或引流增加,或出现发热时,应及时向医生报告。

预防性使用抗生素

接受瓣膜置换的患者在进行牙科操作(包括牙齿清洁)之前,可能会预防性使用抗生素。既往有心内膜炎病史或有人工植入物的患者,属于感染细菌性心内膜炎的高危人群,也要预防性使用抗生素。这是因为在对牙龈进行操作时,释放到血流中的细菌可能会滞留在假体材料中并导致心内膜炎。

多年来,人们一直建议在牙科手术前预防性使用抗生素(Wilson等,2007)。对牙科手术中使用抗生素预防感染性心内膜炎的系统性回顾显示,没有证据表明抗生素有效或无效,需要进一步的研究,但目前的指南指出,在接受牙科手术的高危患者中预防感染性心内膜炎是合理的。目前还没有证据推荐在胃肠道或泌尿生殖系统手术前预防性使用抗生素(Nishimura等,2017)。

出院随访

出院之前,患者需要了解随访的计划。患者应与心脏外科医生进行预约,并在出院后几周内到心脏科处面诊。患者应该了解他们有问题时应该向谁咨询,并获得外科医生和心脏科医生办公室的电话号码。应向患者提供任何其他可用的资源,如咨询护士的联系方式或心脏康复计划。

服用华法林(香豆素)的出院患者应充分接受关于该药物适应证和副作用的教育。营养师应该对患者进行访视,并解释服用华法林期间的饮食禁忌。患者出院回家时,应告知其在随访过程中的实验室检查安排,以便监测INR。专科诊所,或是心脏科医生,应负责监测患者的实验室检查结果,并确保患者的INR处于安全水平。

信息速查

要给予患者明确的指导,说明出院后在何时并且与谁联系进行随访。服用华法林(香豆素)的患者需要有特定的医生或诊所来跟踪他们的实验室检查结果。

其他注意事项

随着住院时间的缩短和患者出院时间的提前,许多患者在出院时仍然处于身体虚弱的状态,或仍有特殊的护理需求。心脏手术出院后,大多数患者在家里都是需要帮助的。至少要有一位家庭成员或朋友在出院第一周时能在家陪伴患者,时间长些效果更好。这有助于减轻患者的一些恐惧,以及为患者的护理提供帮助,并在需要时呼叫求助。

有些患者需要的护理是家庭护理能力无法满足的。体弱或者需要广泛物理治疗的患者，在回家前应该去有成熟的护理机构或者快速康复机构进行过渡。此外，需要静脉注射抗生素或大范围伤口护理的患者，在回家前可能需要在成熟的护理机构度过一段时间。需求不多的患者可以在随访护士的帮助下回家。患者、家庭、医生、病例管理者、护士和物理治疗师应参与出院的决策。在患者住院期间，应尽早安排出院相关事宜。

信息速查

患者回家后，应该有人照顾，或者在回家之前，先在成熟的护理或康复机构度过一段时间。出院相关事宜应由医疗团队与患者和家属合作尽早确定。

心脏康复

心脏康复方案涉及多学科的内容，旨在降低患者发生心血管事件的风险（Thomas 等，2018）。由于康复的目的是要降低已知患有心血管疾病的患者发生 MI 或脑卒中等事件的风险，因此属于二级预防的范畴。（一级预防指的是在一开始就尽量预防疾病的发生）。通常，医疗保险必须涵盖患者能够参与的各种心脏康复项目的费用。

心脏康复计划和其他二级预防始于对患者的全面基线评估。这些计划往往包含几个核心组成部分，旨在降低心血管风险、促进健康行为、鼓励锻炼、减少心血管疾病患者的致残率。这些项目的重点内容包括营养咨询、危险因素管理、活动咨询和运动训练。危险因素管理包括优化血脂、血压、体重、糖尿病,管理吸烟行为。最后,心脏康复计划还会应用社会心理干预措施,改善影响健康的因素,如抑郁、婚姻或家庭压力,以及药物滥用行为。心脏康复计划由4个阶段组成(Balady等,2007)。

心脏康复计划旨在改善健康状况,防止心血管疾病的进展。

第一阶段

心脏康复的第一阶段在医院内发生某件心脏事件(包括MI、支架植入或心脏手术)后开始,这一阶段包括有监督的锻炼,以及关于药物、饮食、锻炼和减少冠状动脉疾病风险因素的宣教。通常,宣教由结构化课程完成,需要患者和家庭成员在出院前参加。

第二阶段

在出院后2~6周,患者开始心脏康复的第二阶段。本阶段需要由医生安排开始。第二阶段的目标是让患者恢复正常、积极的生活,这可以通过提高功能能力和耐力、提供关于生活方式改变的教育、在减少恐惧的同时增加活动或锻炼,以及协助术后社会心理的调整来实现。

第二阶段的主要重点是教育,可能包括个人或集体课程。鼓励家庭成员陪同患者参与这些课程。教育的主题包括药物治疗、改变生活方式、设定目标、营养、压力管理和安全地进行各种活动。大多数第二阶段的项目每周开展3次或3次以上,每次1小时,持续12周。有专人指导的训练,应配备心电遥测和血压监测。

第三阶段

心脏康复的第三阶段是第二阶段的延续。但是,医生有可能会越过第二阶段,将患者直接安排到第三阶段。第三阶段通常在出院后6~14周开始,该阶段的目标是继续进行不间断的有指导的锻炼,为生活方式的改变提供持续的支持,实现独立,并预防心血管疾病的进展。有指导的锻炼每周进行3次或3次以上,需要有血压监测和心电遥测。

第四阶段

心脏康复的第四阶段适用于已经完成任何先前阶段的患者,主要是继续努力改变生活方式。在尽可能少的指导下,每周坚持3次或3次以上的运动锻炼。

信息速查

心脏康复计划有4个阶段。第一阶段于出院前在医院进行。第二阶段和第三阶段可以在医生安排下开始,而不必经历先前的阶段。第四阶段是前三个阶段工作的延续。

二级预防

心脏康复的目标之一是实现心血管病的二级预防。二级预防的目的是在已被发现患有心血管疾病的患者中,通过优化可改变的危险因素,防止心血管疾病进展。

饮食

要为患者进行饮食评估，包括当前的体重和营养状况。根据每位患者的需求制订个性化的计划。饮食计划的制订，需要包括低饱和脂肪酸和低胆固醇饮食，并考虑其他因素，如糖尿病、高血压、心力衰竭或文化偏好。要对患者和家属就饮食计划进行宣教，并指导他们如何通过改变饮食模式来改善健康状况。

血压管理

血压至少要在两个不同的场合进行测量。血压的控制目标是保持低于130/80mmHg。如果收缩压为120~129 mmHg，舒张压低于80 mmHg，则应指导并鼓励患者改变生活方式以降低血压，这些措施包括定期体育活动、控制体重、适度饮酒和戒烟。饮食干预包括限制钠的摄取，增加水果、蔬菜和低脂乳制品的摄入。对于血压高于目标值的心脏手术患者，除了改变生活方式外，还应使用药物控制血压（Whelton 等，2018）。

信息速查

最新的血压指南指出血压应该保持在130/80mmHg以下。血压高于这一目标的心脏手术患者需要生活方式干预结合药物治疗来降低血压。

血脂管理

应空腹监测血清总胆固醇、高密度脂蛋白（HDL）、低密度脂蛋白(LDL)和甘油三酯的水平。血脂管理的目标是保持LDL水平低于100mg/dL。对于心血管疾病进展风险非常高的患者,通常建议LDL水平低于70mg/dL。为了改善血脂水平,需要建议患者改变生活方式。治疗性的生活方式改变是为患者开展营养咨询和生活方式改变的基础。营养咨询的内容包括减少饱和脂肪酸和胆固醇的摄入,添加植物甾醇和黏性纤维,多摄入ω-3脂肪酸。其他建议的生活方式改变包括体重管理、锻炼、戒烟和适度饮酒。

如果改变生活方式后血脂仍没有达到目标水平,则应开始药物治疗。降脂药物有很多种类。患者对这些药物的反应差异很大,而且每种药物都有副作用,因此需要对患者进行教育和监测。

他汀类药物是治疗血清胆固醇升高的一线药物。如果最大耐受量的他汀类药物治疗仍不能将LDL降低至目标水平,可以添加其他药物。依折麦布(Zetia)是一种非他汀类降脂药物,可以帮助将LDL降至目标水平。对于正在接受最大剂量他汀类药物治疗和依折麦布(Zetia)的患者,或对这些治疗不耐受的患者,PCSK9抑制剂(Praluent,Repatha)可显著降低LDL并降低心血管风险(Grundy等,2018)。

信息速查

LDL水平应保持在100mg/dL以下,对于极高危的患者应保持在70mg/dL以下。有MI或CABG史的患者就属于极高危的人群。

糖尿病管理

对于糖尿病患者,任何糖尿病并发症,如血管疾病、肾病、眼睛或足部的疾患,都要进行判别。高血糖或低血糖的发作情况也要记录。要确定患者的治疗方案,包括治疗糖尿病的药物、饮食管理和血糖监测。监测空腹血糖和糖化血红蛋白(HbA1c)的水平,目标是使 HbA1c 低于7%。通过以下一种或多种方法实现:饮食干预、口服药物或应用胰岛素。在心脏康复项目中,运动前、后都要为患者测量血糖。

戒烟

吸烟是唯一可以预防的疾病原因和死亡原因,也是心血管疾病的主要危险因素之一。戒烟是心脏康复和二级预防项目中的一大重点。有5种干预措施(被称为5个"A")已经证明是有助于患者戒烟的,包括询问(Ask)、建议(Advise)、评估(Assess)、协助(Assist)和安排(Arrange)(Woods, Froelicher, Motzer 和 Bridges,2010)。

询问(Ask)

医护专业人员每次看到吸烟者时都要对其进行识别(如就诊、入院、心脏康复时)。要对所有患者的吸烟状况(从未吸烟者、既往吸烟者、现在吸烟者)加以记录。在过去12个月内戒烟的患者也要被看作是现在吸烟者,因为这类人群复吸的可能性很高。吸烟的程度一般通过询问每天吸烟的数量和吸烟行为的持续时间(以年为单位)来量化[1]。

---

① 译者注:吸烟指数=每日吸烟支数×吸烟年数。

建议（Advise）

强烈要求所有吸烟者戒烟。吸烟者需要一个直接而有力的说明，否则大多数人会继续否认戒烟的必要性。说明的内容应针对患者自身的健康问题进行个性化的设计。

评估（Assess）

应确定患者是否已经做好了戒烟的准备。只有意愿明确的患者，才有可能戒烟成功。对于那些表示不愿意尝试戒烟的患者，也要就戒烟行为加以鼓励。可以与这些患者共同回顾戒烟的必要性（他们目前的健康问题，如心血管疾病和肺部疾病），了解吸烟的风险和戒烟带来的益处，帮助患者厘清有哪些戒烟的阻碍。最后，记住重复很重要，应该在每次就诊时对患者反复强调这些事情，即5个"R"：相关性（Relavance）、风险（Risk）、回报（Reward）、障碍（Roadblock）和重复（Repetition）。

协助（Assist）

对于那些愿意戒烟的患者，要帮助其设定戒烟计划。这个计划应该包括：设定戒烟的日期；告诉朋友、家人和同事戒烟的意愿，并寻求大家的支持；预见到可能面临的挑战；把所有烟草产品从家里和工作场所拿走。如果需要，应该向患者提供相应的资源和帮助。如果患者计划独自戒烟，应提供自助资源。如果患者认为团体戒烟计划更有效，应该将患者引荐至团体戒烟项目。有些药物在戒烟时能够发挥辅助作用。专业的医生必须参与到患者的戒烟计划中，帮助患者决定哪种药物最为适宜,并对计划的进展效果进行监测。

安排(Arrange)

随访有助于改善戒烟的效果。在确定的戒烟日期后,应立即有医疗保健人员开展随访。戒烟过程中的频繁随访将提高患者坚持戒烟的能力。

信息速查

吸烟是心血管疾病最主要的、可改变的危险因素之一。在每次看诊的时候都应该努力鼓励吸烟者戒烟。

体力活动和运动训练

增加体力活动是二级预防的一个重要方面。首先要记录基线状态下的体力活动水平和运动能力。在此基础上,为患者提供关于每天如何增加体力活动强度的建议,直到患者能够在一周中至少5天内积累30~60分钟的中等强度体力活动。对于接受运动指导的患者,要进行有氧和抗阻训练,在心脏康复计划的第二阶段和第三阶段,心率和节律、心肌缺血的任何体征和症状,以及疲劳感都应在运动过程中进行监测。

信息速查

应鼓励患者每周至少5天锻炼30~60分钟。

社会心理管理

要注意识别患者在社会心理方面的障碍,后者会对患者生活方式的积极改变产生干扰。要及早发现患者的抑郁、焦虑、愤怒、敌意、社会孤立、精神或家庭困扰、性功能障碍和药物滥用等情况，以便采取干预措施。针对心脏疾病的调整和压力的管理，可以提供个人或小组的咨询。如果可能的话，家庭成员也应该参与进来。如有必要，要把患者转诊给心理健康方面的专家。

信息速查

心脏康复是一项多学科参与的计划，旨在通过减少心血管风险因素和鼓励健康的生活方式来改善患者的健康状况。

参考文献

1. Baladay, G. J., Williams, M. A., Ades, P. A., Bittner, V., Cosmos, P., Foody, J. M., … Southard, D. (2007). Core components of cardiac rehabilitation/secondary prevention programs: 2007 update. *Circulation, 115,* 2675–2682. doi: 10.1161/CIRCULATIONAHA.106.180945.

2. Bojar, R. M. (2011). *Manual of perioperative care in adult cardiac surgery* (5th ed.). West Sussex, UK: Wiley-Blackwell.

3. Grundy, S. M., Stone, N. J., Bailey, A. L., Beam, C., Birtcher, K. K., Blumenthal, R. S., … Yeboah, J. (2018). AHA/ACC/AACVPR/AAPA/ABC/ACPM/ADA/AGS/APhA/ASPC/NLA/PCNA guideline on the management of blood cholesterol. *Journal of the American College of Cardiology.* Advance online publication. doi:10.1016/j.jacc.2018.11.003.

4. Nishimura, R. A., Otto, C. M., Bonnow, R. O., Carabello, B. A., Erwin, J. P., Fleisher, L. A., … Thompson, A. (2017). 2017 AHA/ACC focused update of the 2014 AHA/ACC guideline for the management of patients with valvular heart disease: A report of the American College of Cardiology/American Heart Associate Task Force on Clinical Practice Guidelines. *Circulation, 135,* e1159–e1195. doi:10.1161/CIR.0000000000000503.

5. Thomas, R. J., Balady, G., Banka, G., Beckie, T. M., Chiu, J., Gokak, S., … Wang, T. Y. (2018). 2018 ACC/AHA clinical performance and quality measures for cardiac rehabilitation: A report of the American College of Cardiology/American Heart Association Task Force on Performance Measures. *Circulation: Cardiovascular Quality and Outcomes, 11,* e000037. doi:10.1161/HCQ.0000000000000037.

6. Whelton, P. K., Carey, R. M., Aronow, W. S., Casey, D. E., Jr., Collins, K. J., ... Wright, J. T., Jr. (2018). ACC/AHA/AAPA/ABC/ACPM/AGS/APhA/ASH/ASPC/NMA/PCNA guideline for the prevention, detection, evaluation, and management of high blood pressure in adults: A report of the American College of Cardiology/American Heart Association Task Force on Clinical Practice Guidelines. *Journal of the American College of Cardiology, 71,* e127–248. doi:10.1161/HYP.0000000000000065.

7. Wilson, W., Taubert, K. A., Gewitz, M., Lockhart, P. B., Baddour, L. M., Levison, M., ... Durack, D. T. (2007). Prevention of infective endocarditis: Guidelines from the American Heart Association. *Circulation, 116*(15), 1736–1754. doi:10.1161/CIRCULATIONAHA.106.183095.

8. Woods, S. L., Froelicher, E. S. S., Motzer, S. U., & Bridges, E. J. (Eds.). (2010). *Cardiac nursing* (6th ed.). Philadelphia, PA: Wolters Kluwer/Lippincott Williams & Wilkins.

索 引